IVA SAMINA

DEEPENING LOVE

IVA SAMINA

DEEPENING LOVE

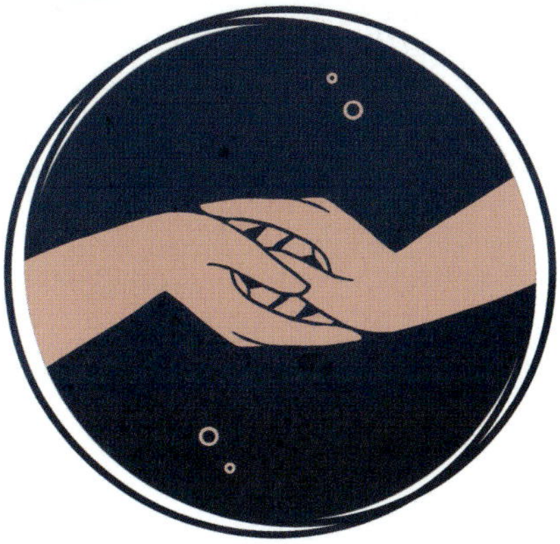

Der bewusste Weg zu mehr Intimität und einer erfüllten Partnerschaft

In Zusammenarbeit mit Tina Molin

KÖSEL

»Wow! Dieses Buch ist eine ebenso zärtliche wie kraftvolle Befreiung
von einem der tiefsten Irrtümer in unserer Kultur:
dass eine glückliche Beziehung das WIR mehr
brauchen würde als das ICH...
Nun ist die Zeit reif für ein radikales neues Paradigma – für tief
gelebte Intimität mit sich selbst und für Begegnungen,
die sich entfalten im LIEBEN statt im BRAUCHEN.«

ILAN STEPHANI,
BESTSELLER-AUTORIN UND KÖRPERFORSCHERIN

INHALT

INTIMITÄT UND ERFÜLLTE SEXUALITÄT

Für dich
Für mich
Für uns

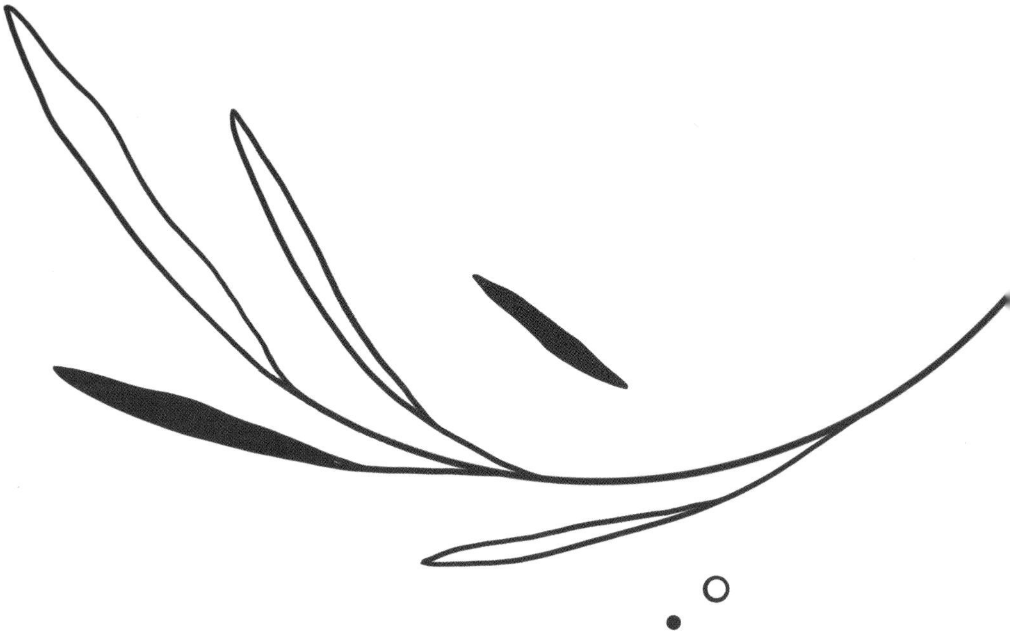

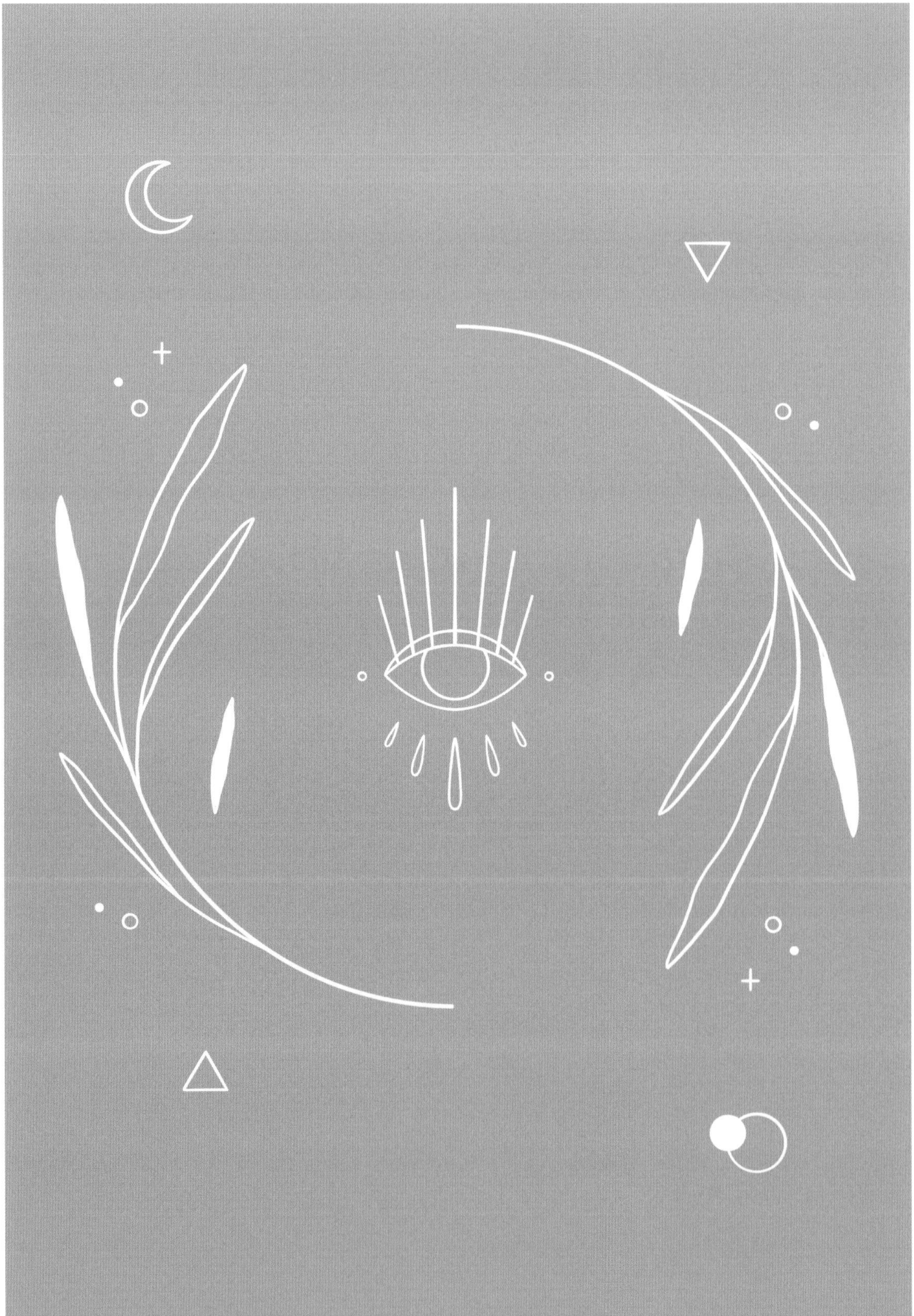

GIB MIR UND DIR EIN JA

Eine Beziehung zu führen, ist eine Herausforderung. Die wenigsten von uns haben gute Vorbilder, an denen sie sich orientieren können. Romantische Hollywood-Filme und Romane sind uns keine große Hilfe, enden sie doch meist mit dem Happy End, der Hochzeit. Doch der herausfordernde Teil kommt danach: im Alltag, im Klein-Klein, mit den Jahren, den Kindern, dem Hausbau und all dem.

Ich habe – wie du wahrscheinlich auch – einige Erfahrung mit Beziehungen sammeln dürfen. Ich habe Langzeitbeziehungen geführt, das klassische Familienmodell mit Kindern, ich habe eine Partnerschaft mit zwei Menschen gleichzeitig gelebt, aber auch als Body-Workerin und Sex-Coach habe ich viele Kund:innen auf dem Weg zu bewussten, erfüllten und intimen Beziehungen begleiten dürfen. In diesem Buch teile ich mein Wissen mit dir. Vorneweg will ich dir eine Weisheit schenken: Das Leben ist immer *für* uns. Wenn wir in einem Verhaltensmuster gefangen sind oder im Hamsterrad feststecken, kommt das Leben vorbei und macht uns ein Geschenk.

Oft wollen oder können wir es als solches nicht erkennen. Doch dieses Buch könnte für dich genauso ein Geschenk sein. Ist es Zufall, dass du es jetzt in den Händen hältst? Möchtest du deiner Beziehung einen Schubser geben? Dich inspirieren lassen? Fenster auf, neue Ideen rein? Das ist super!

Mit diesem Buch aber kannst du noch einen Schritt weiter gehen und über das Lesen hinaus aktiv werden. Warum ist das wichtig? In meinen Coachings mache ich oft die Erfahrung, dass meine Kund:innen sagen: »Iva, mach mal« oder »Iva, heil das mal«. Doch ich kann nichts heil machen, das kannst nur du. Du fragst dich jetzt: »Wie soll ich bitte meine

Beziehung heilen? Es ist alles so kompliziert!« Keine Sorge, du musst nicht gleich losrennen und alles verändern, ein Ja zum ersten Schritt reicht völlig aus. »Ja, ich will meine Beziehung verbessern.« Dann kommt vielleicht gleich darauf ein: »Ja, ich lese dieses Buch.« Und dann: »Ja, ich mache die Übungen darin.« Du hast es in der Hand. Stillstand oder Veränderung. Ein erstes Ja reicht völlig aus.
Habe ich dein Ja? Super, dann los.

HALLO, ICH BIN IVA

Lass mich dir zuerst ein bisschen was über mich erzählen, damit du weißt, mit wem du deine Lesezeit verbringst, und schon mal einen Eindruck davon bekommst, was ich dir hier zu geben habe. Ich bin in der Nähe von Frankfurt am Main geboren und die ersten Jahre dort aufgewachsen, meine Teenagerjahre jedoch habe ich in Italien verbracht. Wir lebten in einer ländlich gelegenen Kommune und besetzten Bauernhäuser, teilweise in großer Armut. Der Kontrast zwischen meiner Kindheit und meiner Jugend war sehr groß. Wir hatten keinen Strom, kein fließendes Wasser, das nächste Dorf war fünf Kilometer entfernt, das nächste Telefon ebenfalls. Wir hatten wirklich kein Geld. Das können sich die meisten Menschen gar nicht vorstellen. Wir hatten nicht mal ein Bad, deshalb sind wir in den Wald aufs Klo gegangen.

Mit sechzehn Jahren bin ich zum ersten Mal Mutter geworden. Dann mit neunzehn und noch einmal mit einundzwanzig Jahren. Mit meinen beiden Töchtern bin ich im Alter von neunzehn Jahren zurück nach Deutschland gegangen, dort habe ich später meine dritte Tochter bekommen. Umgezogen bin ich mit den beiden Vätern meiner Kinder und ganz vielen Freund:innen. Alle wollten Ende der Neunzigerjahre nach Berlin und für mich war klar: Da gehe ich mit. Meine berufliche Perspektive in Italien wäre Putzfrau für fünf Euro Stundenlohn gewesen. Ich wusste: Das ist nicht meine Zukunft. Deshalb habe ich meine beiden Kinder eingepackt, bin ins Auto eingestiegen und mitgefahren.
Der Wechsel nach Berlin war herausfordernd. Ich musste mit dem Überangebot an Reizen und Waren, Menschen und Angeboten der Großstadt klarkommen.

Dazu gehörten auch all die verschiedenen Lebenskonzepte und Paarkonstellationen, die ich aufregend und faszinierend fand (und finde).
Ich selbst habe viele unterschiedlichen Paarkonstellationen gelebt. Ich habe drei Kinder von zwei Vätern, die übrigens gut miteinander befreundet sind. Ich habe in einer langen Beziehung mit Partner und Kindern gelebt, also in der klassischen Kleinfamilie. Die wechselte sich dann mit dem Konzept der offenen Beziehung ab. Später habe ich in einer Partnerschaft mit einer Frau gelebt, aber auch polyamourös mit einer Frau und einem Mann, und zwischendurch war ich natürlich immer wieder Single mit verschiedenen geliebten Personen.
Meine persönlichen Erfahrungen stellen in der Arbeit mit meinen Kund:innen heute eine Bereicherung dar, da ich mich sofort vorurteilsfrei in ihre Lage hineinversetzen kann. Das ist natürlich ein großes Geschenk für die Menschen, die zu mir kommen, denn aufgrund meiner eigenen Liebesgeschichten kenne ich kaum mehr festgefahrene Denkmuster und Vorbehalte.
Ich habe diese unterschiedlichen Beziehungen nie angestrebt, sie sind einfach passiert und ich habe sie genossen und erforscht. Mir ist das Geschlecht total egal, die Hautfarbe ist mir total egal, selbst das Alter ist mir total egal. Ich war mit Menschen zusammen, die viel jünger waren als ich, und mit solchen, die viel älter waren. Alle Menschen und alle Beziehungsformen haben ihre Daseinsberechtigung und ihre Schönheit.
In Berlin habe ich viele Ausbildungen absolviert. Mein größter Wunsch war es, Hebamme zu werden, doch leider (oder zum Glück?) wurde ich an der Hebammenschule nie genommen. So habe ich viele andere Ausbildungen gemacht. Ich bin zertifizierte systemische integrative Sozialtherapeutin, Hypnotherapeutin und Heilpraktikerin sowie Hypnobirthing-Kursleiterin und Doula, Geburtsbegleiterin. Nach vielen Jahren in der Geburtsbegleitung habe ich gemerkt, dass ich mehr mit Körperberührung arbeiten möchte, und bin noch tiefer in die Materie eingestiegen. Ich habe eine Ausbildung zur Tantramasseurin, Sexological Bodyworkerin und Frauen-Heil-Masseurin absolviert. Das waren wunderbarere Türöffner, um mehr über Männer, Frauen und sämtliche Geschlechter zu lernen und noch mehr Rollenklischees im Bereich Sexualität abzulegen.

HAMSTERRAD BEZIEHUNG

Heute bin ich zweiundvierzig Jahre alt. Ich praktiziere als Sexologin, Sex-Coach und Bodyworkerin in Berlin. In meine Praxis kommen immer wieder Menschen, die ein großes Fragezeichen haben in Bezug auf Beziehung und Sexualität. Da gibt es viel Hilflosigkeit und Unwissenheit. Die meisten Menschen und Paare, so scheint es mir, sind gefangen in einem Hamsterrad. In den meisten Fällen geht das klassische Kleinfamilien-Modell von Mutter, Vater, Kind und Einfamilienhäuschen nicht auf.

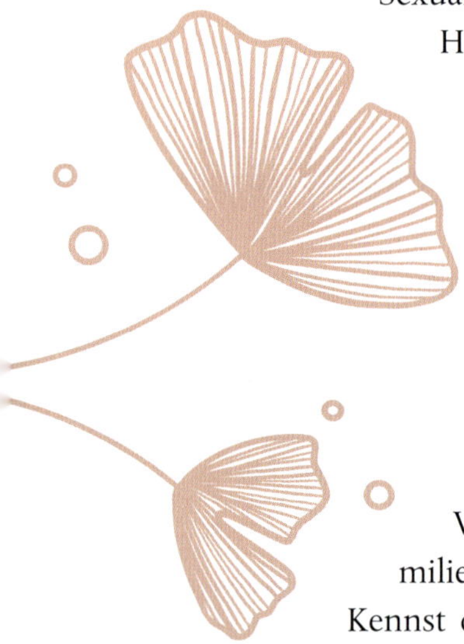

Kennst du all diese Themen? Dieses Buch soll dir helfen, dich für Neues zu öffnen. Das heißt nicht, dass das alte Beziehungsmodell nicht mehr sein darf, sondern dass viel mehr Beziehungsformen daneben existieren können oder im Laufe eines Lebens hintereinander gelebt und geliebt werden dürfen. Mit diesem Buch möchte ich dir helfen, dich zu öffnen und zu erforschen, was individuell für dich passend ist.

Ich kann kein Allheilmittel nennen, wie eine erfüllte Partnerschaft funktioniert, denn das ist sehr individuell. Jeder Partner, jede Partnerin ist unterschiedlich und jede Partnerschaft hat ihre ganz eigene Dynamik. Was ich mit meinen Kund:innen (und in diesem Buch) jedoch machen kann, ist, einen gangbaren Weg aufzuzeigen. Welche Wege gibt es noch außer denen, die wie vorgelebt bekommen haben? Außerhalb der Beziehungsform unserer Eltern- und Großelterngeneration, der Hollywood-Filme und der romantischen Liebesgeschichten? Die gesellschaftlichen Strukturen machen es häufig schwierig, dass wir unsere individuelle Beziehungsform finden, doch es ist wichtig, neue, andere Wege aufzuzeigen, sollten die bisherigen nicht (mehr) funktionieren.

Ich sehe mein Angebot wie einen Werkzeugkoffer. In dem Koffer sind verschiedene Werkzeuge, die ich im Laufe meiner Arbeit, meiner Ausbildungen und meiner persönlichen Erfahrung für gut, hilfreich und nützlich befunden habe. Meine Kund:innen probieren diese Werkzeuge aus und stellen sich mit der Zeit ihren eigenen Tool-Kasten zusammen, der individuell zu ihnen passt. Wenn in der Beziehung dann Schwierigkeiten oder Herausforderungen auftauchen, greifen sie zu dem Werkzeug, der Übung, der Gesprächsform, mit der sie am besten agieren oder darauf reagieren können.

Meine Tools, mein umfassendes Wissen, meine jahrzehntelange Erfahrung und meine persönlichen Erlebnisse lasse ich in dieses Buch einfließen, um zu zeigen, wie eine nährende Beziehung gelingen kann. Denn die meisten Menschen sehnen sich nach einer Beziehung, doch das Hauptproblem ist, dass sie meist keine (gute) Beziehung zu sich selbst haben. Solange es jedoch keine liebevolle, wertschätzende und achtsame Beziehung zu uns selbst gibt, solange gibt es auch keine zu anderen.
Aus meiner Erfahrung ist es als Erstes enorm wichtig, auf die eigenen Bedürfnisse zu hören, auf die eigenen Grenzen zu schauen und zu wissen: Was brauche ich eigentlich? Was will ich wirklich? Was tut mir gut? Sich selbst geben zu können, was man braucht, und nicht auf den rettenden Prinzen oder die umsorgende Prinzessin auf dem Schimmel zu warten, ist wichtig. Dieses Buch soll dir helfen, erst mal selbst die Zügel in die Hand zu nehmen und loszureiten.
Im ersten Kapitel beleuchten wir den Status quo in den typischen Partnerschaften hierzulande. Welche (festgefahrenen) Beziehungsmodelle gibt es und warum funktionieren sie oftmals nicht (mehr)?
Im zweiten Kapitel dreht sich alles um das Ich, von Selbstwahrnehmung bis Selbstermächtigung. Schritt für Schritt erkläre ich dir, warum ein autarkes Selbst für eine gelungene Beziehung wichtig ist. Dazu gibt es jede Menge Praxisbeispiele und Übungen, die du allein, mit Partner:in oder Freund:innen machen kannst.
Im dritten Kapitel erkläre ich dir die Grundbausteine für eine erfüllte Partnerschaft. Es erzählt dir, warum Verletzlichkeit, aber auch Wertschätzung wichtige Fähigkeiten für ein solides Beziehungsfundament sind. Anhand von zahlreichen Praxisangeboten übst du diese Eigenschaften und etablierst sie nach und nach in einem Alltag.
Im letzten Kapitel dreht sich dann alles um eine erfüllte Intimität und Sexualität. Ich zeige dir die *Sechs Pfeiler der Liebe*, denn auf diesen wichtigen Säulen ruht eine erfüllte Sexualität. Außerdem teile ich mit dir altes Wissen aus dem Tantra und dem Tao, ich erkläre dir, warum Männer wie Feuer und Frauen wie Wasser sind und wie sich das auf ihre Sexualität auswirkt. Wir sprechen über die Berührungsprinzipien Stein und Spirale und wie sie sich auf die Art, wie und wann wir berührt werden, auswirken. Außerdem erkläre ich dir im Kapitel »Der Fluss der Liebe: Plus- und Minuspole«, wie der »Tantrische Quicky« geht, für eine erfüllte Sexualität im Alltag.
Bist du bereit? Bekomme ich von dir ein erneutes Ja? Dann lass uns loslegen …
Eines aber noch vorneweg:

GENDER & CO.

Ich weiß, dass es sehr viele Geschlechter gibt, und respektiere das. In meine Praxis kommen sehr unterschiedliche Menschen mit ihren Themen. Die meisten sind heteronormative Cis-Frauen und -Männer, von daher stammen die meisten Praxisbeispiele von heterosexuellen Paaren. Wo immer es im Buch gut möglich war, habe ich gegendert. Einfachheitshalber spreche ich jedoch von Mann und Frau und bitte LBGQTIA*, sich dennoch angesprochen zu fühlen.

Wenn ich von männlichem oder weiblichem Verhalten spreche, ist mir durchaus klar, dass sich nicht alle Männer und Frauen so verhalten. Ausnahmen gibt es natürlich immer.

Große Teile meiner Arbeit und auch meiner Übungen beziehen sich auf alte Traditionen aus dem Tao und dem Tantra, die das männliche und weibliche Prinzip beschreiben. Da ich selbst mit einer gleichgeschlechtlichen Person in einer Beziehung war, habe ich diese Übungen damals für mich umgewandelt und angepasst. Ich würde mich daher freuen, wenn sich Menschen, die in einer gleichgeschlechtlichen Partnerschaft leben und/oder sich keinem oder einem anderen Geschlecht zugehörig fühlen, von der Terminologie weiblich/männlich nicht abschrecken lassen, sondern es für sich so übersetzen, dass es für sie stimmig ist. Jetzt geht's aber wirklich los. Lass uns starten.

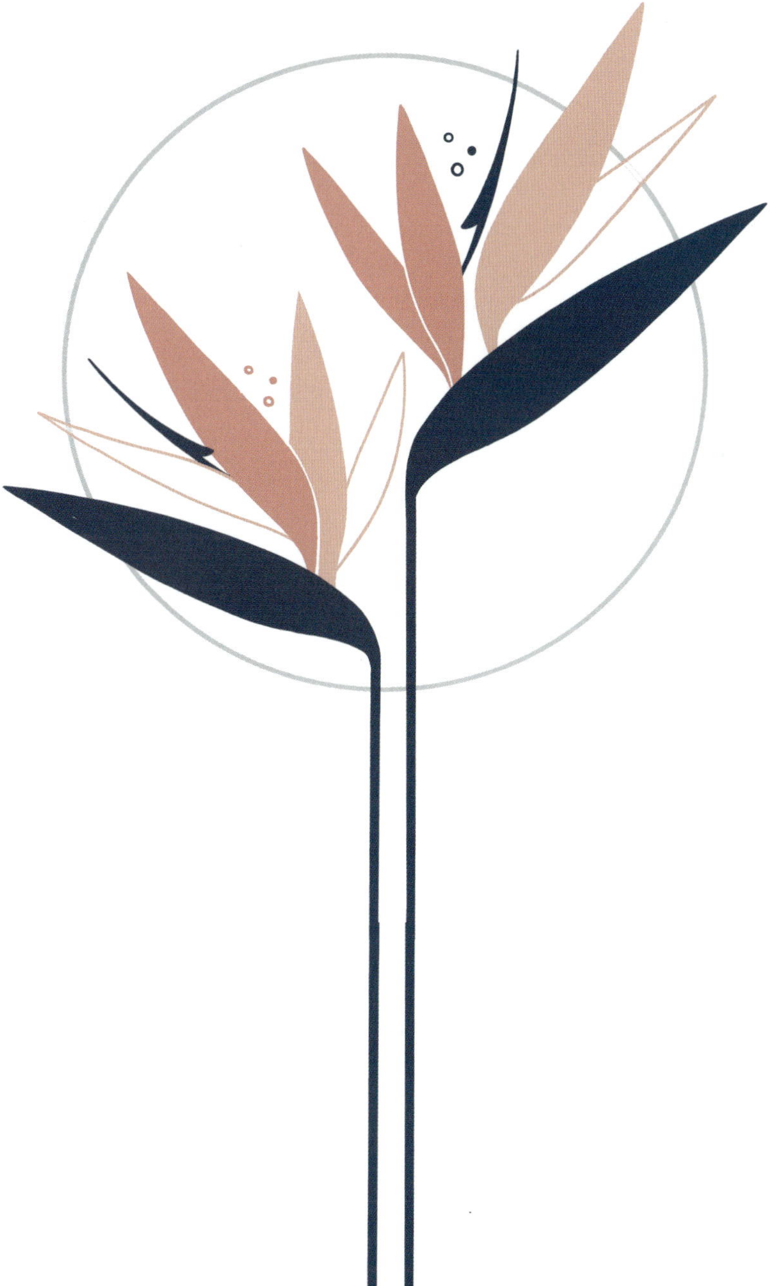

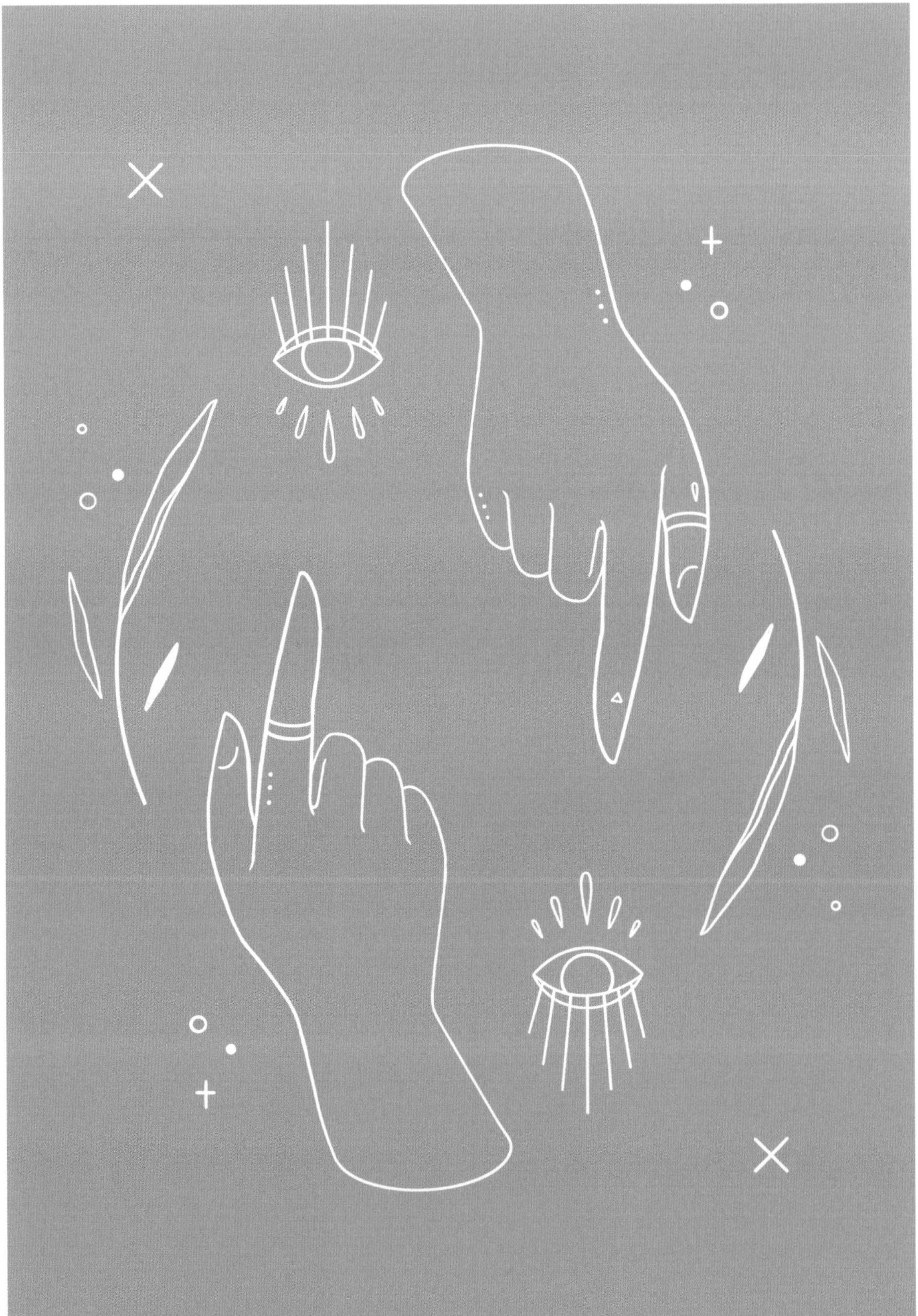

SCHWIERIGKEITEN IN BEZIEHUNGEN

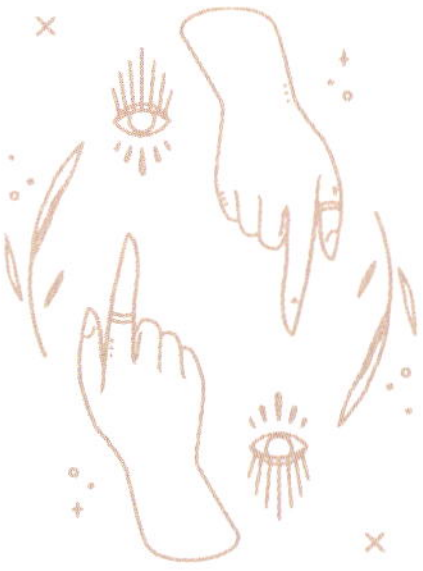

Eine Partnerschaft, gerade eine erfüllte Partnerschaft zu erhalten, bedeutet viel Arbeit. Sowohl viel Arbeit an sich selbst, aber auch Arbeit als Paar. Man ist aufgerufen, sich immer wieder Schattenmuster anzuschauen, blinde Flecken zu erkennen und ins Bewusstsein zu holen und sich zudem zu erlauben, zu fühlen, was gefühlt werden möchte. Das ist nicht einfach, manchmal sogar herausfordernd, doch das Ergebnis lohnt den Aufwand. Bevor es jedoch zu Veränderungen in Richtung einer erfüllten Partnerschaft kommt, beobachte ich oft, dass Paare in festgefahrenen Rollenbildern stecken. Ich zum Beispiel bin früher wegen meines Partners an Urlaubsorte gefahren, an die ich nie wollte.

» Wir stecken in Rollenbildern fest, bis plötzlich der Moment kommt, wo es nicht mehr geht. Wo das Klischee zum Gefängnis wird – und man durchdreht.

Plötzlich fand ich mich in einem All-inclusive-Ressort wieder, obwohl ich total Lust hatte herumzureisen, Land und Leute zu entdecken und Abenteuer zu erleben. Mein Partner wollte damals nicht so viel Action und ich wollte mich nicht streiten. »Man fährt eben zusammen in Urlaub«, habe ich gedacht. »Das machen Paare so.« Dann habe ich relativ lustlos am Strand rumgelegen und war unglücklich. Ich bin damals leider noch nicht auf die Idee gekommen, dass wir auch getrennt fahren könnten oder uns zumindest teilweise auf unterschiedliche Reiserouten begeben könnten, um uns dann später fröhlich, gut gelaunt und aufgetankt wiederzutreffen und nur die letzten Tage zusammen zu verbringen. Es war zu dem Zeitpunkt in meiner Partnerschaft noch so, dass mein Partner den Weg bestimmt hat – und ich gefolgt bin. Ich steckte in diesem Rollenbild fest. Einem Rollenbild, das weder zu mir passte noch wahrscheinlich zu meinem Partner. Oft fällt es uns enorm schwer, uns daraus zu befreien. Die Konditionierung durch Kindheit und Gesellschaft ist häufig sehr stark.

Ich beobachte solche festgefahrenen Rollenbilder bei vielen Paaren. Man sieht es schon bei den Kleinigkeiten. Meistens fährt der Mann das Auto und die Frau sitzt daneben. Muss das wirklich so sein? Wäre sie nicht manchmal die bessere, entspanntere, ortskundigere Fahrerin? Wenn ein Kind schreit, steht sofort die Frau auf und kümmert sich. Muss

das so sein? Ist der Vater nicht vielleicht relaxter und geduldiger?
Dann hauen wir auf den Tisch und brüllen: »Ich hasse All-inclusive-Urlaube!« Dann sind wir mittendrin in der Transformation, die aus meiner Sicht immer in drei Stufen abläuft. Auf der ersten Stufe geschieht das Erkennen. Wo man auf der Liege brutzelt und denkt: Ich hasse diesen Urlaub! Ich hasse dieses Leben! Ich will nicht mehr! Sobald wir anerkennen, dass es ein Problem gibt, haben wir Zugang zur zweiten Stufe, auf der wir Veränderungen bewirken wollen. Es braucht diesen unbedingten Willen zur Veränderung, diesen enormen Leidensdruck, der uns vorwärts treibt, sonst klappt es mit der nächsten Stufe nicht. Auf der muss die Veränderung nämlich in die Tat umgesetzt werden. Ein Buch wird gekauft, ein Kurs wird gebucht, ein Gespräch wird geführt, ein Koffer gepackt oder eine Trennung vollzogen.
Wie lange jede Stufe beziehungsweise der gesamte Prozess dauert, ist sehr individuell. Die erste Stufe passiert oft in dem Augenblick, wo der Schmerz, die Unzufriedenheit in der Partnerschaft oder die Streitereien zu groß werden. Man merkt plötzlich: Ich bin nicht glücklich. Irgendwas stimmt hier nicht. Wo du in deinem eigenen Prozess aktuell stehst, kann dir die folgende Übung zeigen.

STATUS QUO

Nimm dir ein Blatt Papier und einen Stift und schreib auf:

1. Wie zufrieden bist du mit deiner Beziehung auf einer Skala von 1 bis 10. 1 steht für »nicht zufrieden«. 10 steht für »mega«.
2. Was gefällt dir?
3. Was gefällt dir nicht?
4. Hand aufs Herz: Was wünschst du dir tief in deinem Herzen?

EINENGENDE ROLLENBILDER

Lass uns jetzt mal beleuchten, ob es in deiner Beziehung ein festgefahrenes Rollenbild gibt. Oft sind wir uns dessen nämlich gar nicht bewusst. In meiner Praxis erlebe ich es häufig, dass Paare mit einem fixen Konzept ihrer Partnerschaft zu mir kommen. Dieses Konzept hat sie eine ganze Weile getragen, gestützt und geschützt, doch ist es irgendwann zum Korsett, zum Gefängnis geworden.

Das bekannteste Konzept ist das des Versorgers (wobei es heutzutage auch immer öfter eine Versorgerin gibt). Das heißt: Eine Person bringt das Geld nach Hause und die andere kümmert sich um den Haushalt und das Kind/die Kinder. Einer schultert also die finanzielle Verantwortung und einer »hält ihm oder ihr den Rücken frei«, wie es so schön heißt. Heutzutage gibt es natürlich sehr viele Frauen, die in Teilzeit arbeiten, dennoch wissen wir, dass dies ihre drohende Rentenlücke kaum verkleinert und sie finanziell abhängig vom (Ehe-)Mann sind. Solche Paare sind oft sehr gut eingespielt, sodass ihr Alltag reibungslos läuft. Doch immer wieder erlebe ich es, dass bei ihnen Flaute im Bett herrscht. Als Team top, als Liebende flop.

Es gibt noch viel mehr Konzepte. Im Folgenden habe ich einige aufgezählt, jedoch ohne Anspruch auf Vollständigkeit. Es soll eher der Inspiration dienen. Vielleicht magst du mal reinfühlen, ob eines der folgenden Konzepte auf dich passt? Oder einen Blick auf deine Beziehung werfen und herausfinden, was euer »Konzept« ist?

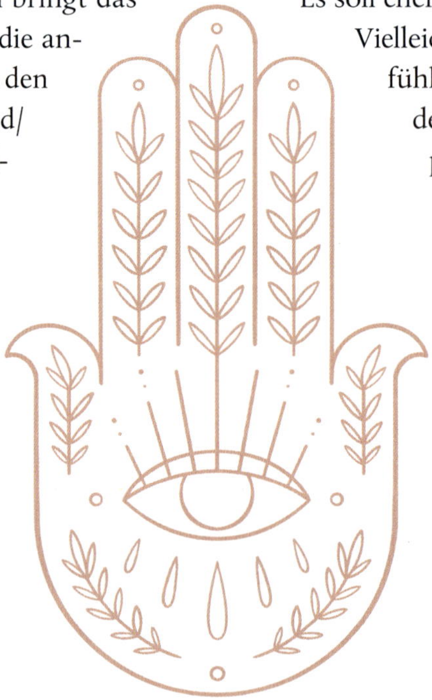

STATUS

Einer der beiden Partner hat einen hohen Status, ist der »tolle Hecht« oder der Superverdiener.
Wenn man in seinem Feld ist, dann geht der Ruhm, das Geld, das Prestige auf einen über. Man kann Teil einer High Society, Teil eines Inner Circles, Teil der besseren Gesellschaft oder einer anderen tollen Welt werden und fühlt sich so bestätigt.

PRAXISBEISPIEL

Sabine kommt aus einer sehr reichen Großindustriellenfamilie, Martin hat es zu einem kleinen, gut laufenden Handwerksbetrieb gebracht. Durch die Ehe mit Sabine bekommt er Zugang zu ihren Kreisen, was sich in Form von guten Kontakten, einem gehobenen Lifestyle und lukrativen Aufträgen für ihn auswirkt. Auch wenn es in der Beziehung schon lange kriselt, ist an Trennung nicht zu denken, denn Sabine würde das Gesicht vor ihren Freund:innen verlieren und er seinen angeheirateten Status inklusive Yachtclub, Golfclub und Zugang zu den oberen Zehntausend.

BRUDER-SCHWESTER

Es gibt Beziehungen, in denen sich beide Partner sehr lieben, aber überhaupt kein Interesse an gemeinsamem Sex haben. Ihre Beziehung gleicht der von Bruder und Schwester: innig, liebevoll, achtsam, aber asexuell.

PRAXISBEISPIEL

Bei Adam und Saskia gibt es viel Raum für Nähe. Sie gehen Hand in Hand spazieren, sie besuchen gern zusammen Ausstellungen und kochen gemeinsam. Sie nehmen sich bewusst Zeit füreinander und genießen ihre Quality-Time. Doch es gibt kein sexuelles Entflammen, keine Leidenschaft, kein erotisches Prickeln zwischen ihnen. »Das ist nach so vielen Jahren eben so«, sagt sie. Oder: »Sie ist so ein Lichtwesen, Sex passt nicht zu ihr«, sagt er.

DRAMATISCHE TRENNUNG

Es gibt Paare, wo beide gerade eine traumatische Trennung durchgemacht haben. Beide haben etwas Ähnliches durchlebt, sie verstehen einander, können einander Halt geben und sich vielleicht sogar gegenseitig als Opfer bestätigen. Manchmal dient man sich in einer solchen Paarkonstellation gegenseitig als Trostpflaster, manchmal nutzt man sie, um eine innere Leere zu überwinden, und manchmal, um einen inneren Schmerz nicht fühlen zu müssen.

PRAXISBEISPIEL

Ruth hat vor einer Weile eine sehr schmerzvolle Trennung erlebt, unter der sie noch leidet. Sehr bald lernt sie Zelda kennen, die auch frischer Single ist. Sie merken schon beim ersten Kennenlernen, dass sie viel gemeinsam haben. Plötzlich ist da eine neue schöne Energie, Ruth fühlt sich nicht mehr so allein, sie wird wieder geliebt und sie kann wieder lieben. Sie stürzt sich voll in die neue Beziehung, wodurch sie sich mit dem alten Schmerz, den sie noch nicht verarbeitet hat, nicht auseinandersetzen muss.

VOLLES LEBEN

Ich glaube, das ist heutzutage die häufigste Beziehungsform: Beide haben ein total volles Leben. Beide sind berufstätig, es gibt Kinder, Haushalt, Freund:innen und Hobbys. Der volle Kalender nimmt beide so in Anspruch, dass sie sich als Paar aus den Augen verlieren. Abends sind sie müde und gestresst und haben gar keine Lust (Zeit? Energie?) mehr auf Sex. Sie sind so im Hamsterrad gefangen, dass sie nur noch nebeneinanderher leben, aber nicht mehr miteinander.

PRAXISBEISPIEL

Peter und Maria sind wie die Duracell-Hasen aus der Werbung. Morgens stehen sie auf und rasen durch ihren Tag, bis sie abends todmüde wieder ins Bett fallen. Das geht natürlich auf Dauer aufs Gemüt, sie fühlen sich beide nicht gesehen, nicht gehört und es gibt auch keinen Raum für tiefe sexuelle Erfüllung. Nach außen wirken sie harmonisch, wie ein tolles Team mit einem erfüllten Leben, doch das Partnerschaftliche bleibt auf der Strecke. Es gibt einfach keine Zeit dafür. Ihrer Beziehung wird keine Priorität eingeräumt, weil alles andere an erster Stelle steht.

MUTTER- UND/ODER VATERROLLE

Hierbei geht ein Partner in die Mutter- oder Vaterrolle. Häufig passiert es, dass einer Mutter/Vater-Themen auf seinen aktuellen Lebenspartner projiziert. Die Partnerin meckert dann »wie die Mutter«, der Partner ist so cholerisch »wie der Vater«. Alte Konflikte um Anerkennung, Abgrenzung, Überforderung, Liebe, Stolz oder Unsicherheit aus der Kindheit werden in die aktuelle Beziehung hineingetragen und wie eine Art »Stellvertreterkrieg« mit dem anderen ausgetragen.
Oder man kippt in die Rolle des Kindes, macht sich kleiner, als man ist, und übernimmt zu wenig Verantwortung. Der andere ist dann wie früher Mutti zuständig, dass aufgeräumt wird oder dass Arzttermine gemacht werden, bzw. wie Vati dafür, dass einem finanziell unter die Arme gegriffen wird oder die Unterlagen rechtzeitig beim Finanzamt sind. Langfristig führt das dazu, dass man sich nicht mehr auf Augenhöhe begegnet.

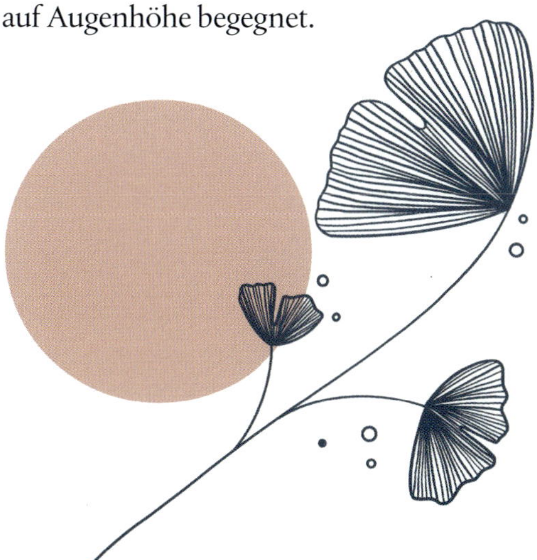

PRAXISBEISPIEL

Michaela liebt ihren Mann, weil er der große, starke Mann an ihrer Seite ist, an den sie sich anlehnen kann. Sie genießt es, dass er wie ein Fels in der Brandung ist, immer ein offenes Ohr für sie hat und sich um alles kümmert. »Ich zahle den Urlaub«, »Ich kümmere mich um deine Krankenkasse«, »Ich schau wegen einer neuen Wohnung für dich«. Sie fühlt sich gesehen, umsorgt, beschützt und geliebt.

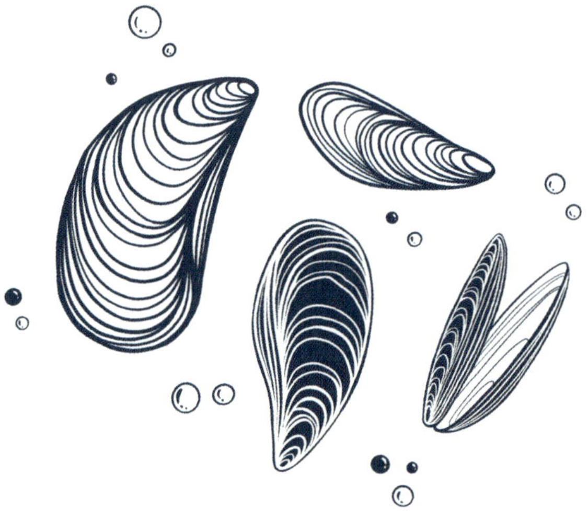

Ich möchte an dieser Stelle anmerken, dass wir im Alltag oft Mutter- oder Vaterthemen auf unseren Partner projizieren. Zum Beispiel: Der Vater war nicht präsent oder hat die Familie verlassen, deshalb bekommt die Tochter immer große Verlassensängste, wenn ihr Partner geht, ohne Tschüss zu sagen, denn sie wird unbewusst in der alten Angst getriggert. Solche Projektionen sind sehr weit verbreitet und kommen ganz häufig vor. Ein anderes Beispiel: Die Mutter hat früher viel rumgemeckert und geschimpft, jetzt hat der Sohn Probleme damit, wenn seine Frau ihre Bedürfnisse ausspricht und ihre Grenzen klar äußert, in seinen Ohren klingt sie wie seine meckernde Mutter. Auch wenn es erst mal ungewöhnlich klingt, sehe ich solche Trigger als wunderbare Geschenke an, durch die wir wachsen und heilen können. Wie das geht, zeige ich dir im Kapitel »Der Weg zum selbstbestimmten Ich«.

DOMINANZ/SUBMISSION

Manche Beziehungen beruhen auf Dominanz und Submission. Einer hat gern die Kontrolle und sagt, wo es langgeht, und der andere gibt gern ab und folgt.

PRAXISBEISPIEL

Samuel mag die Kontrolle. Über die Finanzen, über das Urlaubsziel, über die Restaurantauswahl. Elif liebt es, wie er alles im Griff hat. In jedem Restaurant bestellt er für sie. Beim Kauf des Hauses trifft er alle Entscheidungen von der Wohnlage bis zum Umzug. Sie muss nur noch die Vorhänge kürzen lassen.

TOXISCHE BEZIEHUNG

Beide sind total ineinander verliebt und werden wie magisch voneinander angezogen. Doch es kriselt die ganze Zeit. Es gibt eine enorm hohe gegenseitige Erwartungshaltung – an der sie beide scheitern. Immer wieder wird ein alter Schmerz getriggert, es kommt zum Streit, zu heftigen Vorwürfen, Verletzungen. Sie können nicht miteinander, sie können aber auch nicht ohne einander.

PRAXISBEISPIEL

Tamara und Grace lieben es, wenn sie zusammen sind, doch Grace ist in alten Mustern und Traumata gefangen, weshalb sie nicht in der Lage ist, ihr Herz zu öffnen und Tamara in ihr Leben zu lassen. Es gibt oft Streit, Vorwürfe, Verdächtigungen und Trennungsandrohungen, denn Tamara bekommt mit, dass Grace ihr nicht geben kann, was sie sich wünscht. Sie weiß zwar, dass sie so niemals glücklich werden wird, doch sie kann nicht ohne Grace sein, sie kommt nicht von ihr los.

FERNBEZIEHUNG

Wenn sich Paare nur am Wochenende oder einmal im Monat sehen, dann nehmen sich beide ganz viel Zeit füreinander: du und ich und unsere Quality-Time! Sie sind dann in ihrer schönen Bubble, wo es keinen Streit, keine Diskussion, kein Genervtsein gibt, sondern nur Schönheit, Liebe, Sex, Lust und Spaß. Wenn sie dann plötzlich zusammenziehen, wird es herausfordernd.

PRAXISBEISPIEL

Aram und Silva sind zu mir gekommen, weil aus ihrer Fernbeziehung eine Beziehung wurde. Plötzlich waren da Alltag, Streitereien, der andere hatte keine Zeit mehr. Es gab Vorwürfe: Warum nimmst du mich nicht wahr? Warum hast du keine Zeit? Aus Liebe wurde Frust und sie brauchten Hilfe.

LOCKDOWN-PAARE

Während der Pandemie wurde es schwer mit Casual Sex. Sich mit diversen Sexpartner:innen zu treffen war nahezu unmöglich. Aus der Not machten viele eine Tugend und kamen fest mit jemandem zusammen.

PRAXISBEISPIEL

Jovelyn und Neo sind ein solches Paar. Davor war es eine Affäre, doch während des Lockdowns haben sie sich darauf geeinigt, sich exklusiv zu sehen. Aus Sex-Buddys wurde zwangsweise eine Partnerschaft. Nun müssen sie sich ihren Themen stellen – und wissen nicht, ob die Beziehung die Zeit der Beschränkungen überstehen wird.

Ich habe hier nur einige Partnerschaftskonzepte rausgepickt. Wie gesagt, die Liste hat keinen Anspruch auf Vollständigkeit, denn einige Konzepte überlappen sich, andere erleben einen fließenden Übergang. Worauf ich hinauswill, ist, dass wir oft in unserer Beziehung eine bestimmte Rolle einnehmen. Diese Position ist uns angenehm, vielleicht ist sie uns sogar seit unserer Kindheit bekannt. Diese Rolle schützt uns und wir fühlen uns wohl darin, weil sie uns vertraut ist. Das Leben schreitet voran und mehr und mehr merken wir, dass uns die Beziehung belastet. Vielleicht ist es aber gar nicht die Partnerschaft selbst, sondern die Rolle, die wir in ihr eingenommen haben?

IM PARTNER AUFGEHEN

Ich beobachte immer wieder, wie sich Menschen in ihrer Partnerschaft verlieren, in ihrem Partner verlieren. Sie gehen völlig darin auf, alles für ihn oder sie zu machen. Alles für ihn oder sie zu sein. Du erinnerst dich vielleicht noch an den Film *Die Braut, die sich nicht traut* mit Julia Roberts und Richard Gere? Es gibt darin diese Szene, wo Julia Roberts endlich herausfinden will, auf welche Art sie ihre Frühstückseier am liebsten mag. Je nach Partner waren das nämlich mal Rührei, mal Spiegelei, mal Eigelb ohne Eiklar und mal Eggs Benedikt. Sie mochte immer die Zubereitungsart am liebsten, die ihr Partner favorisierte.

Oft erlebe ich bei Paaren, dass das Gegenüber ins Zentrum gestellt wird. Vieles dreht sich um seine Bedürfnisse oder ihre Wünsche. Bei mir waren es die Urlaubsbedürfnisse meines Partners, die im Mittelpunkt standen, andere lernen Segeln, weil es der Traum des Partners ist, oder bringen lange Shoppingtouren hinter sich, weil es der sehnlichste Wunsch des Lieblingsmenschen ist.

» Je mehr ich den anderen in mein Zentrum rücke, desto mehr verrückt das natürliche Gleichgewicht.

Der persische Mystiker und Dichter Rumi hat es in dem Gedicht, das du auf der gegenüberliegenden Seite lesen kannst, wunderschön auf den Punkt gebracht.
Ich liebe dieses Zitat, denn es verbildlicht: Je mehr wir versuchen, eins zu werden, desto weniger werden wir fliegen. Wir können die gleichen Funktionsklamotten tragen, zusammen jedes Wochenende segeln gehen oder shoppen – wenn es nicht der Wunsch von beiden ist, wird es auf Dauer zwei Menschen unglücklich machen. Ihre Flügel sind zusammengebunden, aber sie fliegen nicht.

WIE UNABHÄNGIG SEID IHR?

Nimm dir einen Zettel und einen Stift und schreib auf:

1. Wie ist es bei euch? Seid ihr zwei unabhängige Vögel? Oder sind eure Flügel zusammengebunden?
2. Steht einer im Zentrum und alles dreht sich um diese Person? Wie spürst du das? Wie fühlt sich das an? Welche Vorteile hast du davon? Welche Nachteile ergeben sich daraus? Warum ist es so gekommen?
3. Wie wünschst du es dir für die Zukunft?

»DU BINDEST ZWEI LEBENDIGE VÖGEL ZUSAMMEN, UND OBGLEICH SIE GLEICHER ART SIND UND IHRE BEIDEN FLÜGEL NUN ZU VIEREN GEWORDEN SIND, KÖNNEN SIE NICHT FLIEGEN.«[1]

SO GEHT ES NICHT WEITER

Die meisten Paare also haben sich in einem festen Beziehungsmodell eingerichtet. Doch heutzutage gehen diese festen Konzepte oft nicht mehr auf, denn die Anforderungen an Beziehungen haben sich verändert.

Heute haben meist beide Partner eine Ausbildung absolviert und bereits Erfahrung im Berufsleben gesammelt. Beide verdienen Geld, auch wenn Kinder kommen, gehen die allermeisten Frauen wieder arbeiten. Oft ist ihr Gehalt sogar ein wesentlicher Teil des Familienbudgets, auf den nicht verzichtet werden kann. Die klassische Versorgerrolle gehört damit der Vergangenheit an. Damit dieses moderne Beziehungsmodell gelingt, werden Männer viel häufiger in den Haushalt und in die Kindererziehung miteinbezogen. Das »Sie hält ihm den Rücken frei« wird viel weniger gelebt als noch vor wenigen Jahrzehnten. Der lebenslange Deal der Großeltern-Generation ist heute nicht mehr passend und nicht mehr notwendig: Einer versorgt und der andere kümmert sich – und man bleibt lebenslang zusammen. Passé. Jede und jeder steht heute auf eigenen Beinen, weswegen man den Partner oder die Partnerin heute nicht mehr so braucht.

» Heute können Frauen ihr eigenes Geld verdienen und Männer können sich um Kind(er) und Haushalt kümmern. Dadurch wandelt sich die Art der Beziehung, wie wir uns begegnen und wie wir unsere Partnerschaft gestalten müssen.

Früher lag der Fokus einer Partnerschaft auf den praktischen Dingen: Ich mache den Haushalt, während du das Geld nach Hause bringst. Damals war auch die Rollenaufteilung klar – und die Arbeitsbereiche. Heute sind alle für alles zuständig, was viel mehr Kommunikation und Absprachen benötigt. Aus Partnern sind Kollegen geworden, die in einem hohen Maße ihre Prozesse abstimmen müssen, aber darüber hinaus auch ihre Werte, ihre Wünsche, ihre Ideale und Ziele. Fragen wie: Welches Musikinstrument soll unser Kind lernen? Welchen Nachmittagssport soll es ausüben? Wie wollen wir mit ihm über Religion sprechen? Wie sollen wir mit ihm über Sexualität reden? Das alles muss besprochen, vielleicht sogar diskutiert werden. Früher wäre es der Aufgabenbereich der

Frau gewesen und sie hätte relativ autark entschieden. Heute entscheiden immer zwei Personen (in Patchwork-Familien sogar noch mehr), und die müssen sich eng abstimmen. Das erfordert viel Zeit – und manchmal auch Nervenstärke. Diese intensiven Abstimmungsprozesse binden unfassbar viel Zeit und Potenzial, denn selbst die kleinsten Aktionen müssen abgeglichen werden. Das ist so zeitaufwendig, dass den Partnern quasi kaum noch Zeit für sich selbst, für Erholung, für Hobbys, für Nichtstun, für Sex oder Intimität bleibt.

Doch es gibt noch weitere Herausforderungen. Zum Beispiel ist die Vorstellung einer Partnerschaft heute weitaus romantischer als früher. Unsere Großeltern- oder auch Elterngeneration hatte eine lebenslange Abmachung, an die sie sich gehalten haben: »Bis dass der Tod uns scheidet«. Für die große Liebe und große Gefühle war da oft kein Platz. Die Familie, das Überleben, der Wohlstand waren im Fokus. Dafür hat man seine Emotionen zurückgestellt, dem hat man seine Träume untergeordnet. Heute hingegen ist der Wunsch nach einer großen Liebe und starken Emotionen bis ins hohe Alter viel größer. Man erwartet, dass die große Liebe auch im Alltag hält, dass es Komplimente, Sexyness und Geilheit auch nach einem langen Arbeitstag gibt. Man will selbst attraktiv sein und der Partner oder die Partnerin soll es auch sein. Ganz neue Herausforderungen, die neben einem Vierzig-Stunden-Job, Haushalt und Kind(ern), viel Kommunikation und Abstimmung auch noch zu bewältigen sind.

Und das ist noch nicht alles.

Auch das persönliche Wachstum steht im Vordergrund. Wir wollen uns entwickeln, entfalten und wachsen. Persönlich, beruflich und als Paar. Das ist auch gut so, denn in der heutigen Zeit ist nichts mehr für immer. Im Job müssen wir viel mehr als früher Neues dazulernen, damit wir nicht zum alten Eisen gehören. Die Wirtschaft entwickelt sich rasend schnell (ich sage nur Social Media, Künstliche Intelligenz, 3-D-Drucker, Remote Work) und wir müssen/wollen am Ball bleiben.

» Entwicklung ist zum A und O geworden. Beruflich, privat als Paar. Doch niemand hat uns beigebracht, wie wir diesen ganzen Herausforderungen gerecht werden oder sie gar bewältigen sollen.

Wir müssen uns aber auch als Persönlichkeit weiterentwickeln, damit wir den Anforderungen der aktuellen Zeit gewachsen sind (Stichwort Mental Health mit Yoga oder Meditation, Cycling, Jogging oder Krafttraining). Und wir müssen uns als Paar weiterentwickeln, damit wir füreinander attraktiv bleiben, denn sonst ist die Wahrscheinlichkeit sehr hoch, dass wir voneinander genervt sind, dass wir füreinander nicht mehr sexy sind und dass die Intimität, die Nähe, die Leichtigkeit und der Sex flöten gehen.

Viele leben zunächst das Beziehungsmodell ihrer Eltern nach und merken nach einer bestimmten Zeit, dass sie nicht glücklich oder sogar völlig erschöpft und ausgelaugt sind. Irgendwann kommt der Punkt in einer Beziehung, wo ein Partner oder beide merken: So geht es nicht weiter! Dann kommen viele zu mir in die Praxis. Meistens sind es:

- Paare, in denen eine oder einer keine Lust mehr auf Sex hat.
- Langzeitpaare, die finden, dass alles zu festgefahren ist. Sie wollen wieder Pep reinbringen, den Sex beleben.
- Paare, die den Mut haben, zu sagen: Mich befriedigt die Art und Weise nicht, wie wir miteinander Sex haben.
- Paare, die merken, dass sie feststecken. Die ihre Beziehung verändern wollen, aber nicht wissen, wie und in welche Richtung.
- Paare, die ihre Beziehung öffnen wollen und sich Begleitung wünschen.
- Paare, die merken, dass sie aneinander vorbeireden; dass sie eine unterschiedliche Sprache sprechen. Bei denen eine Dolmetscherin notwendig ist.
- Paare, die im Lockdown plötzlich viel Zeit miteinander verbracht haben und denen alles, was bisher unter den Teppich gekehrt wurde, nun um die Ohren fliegt.
- Paare, bei denen sich, seit das Kind auf der Welt ist, alles verändert hat. Sie müssen sich neu finden.
- Paare, bei denen Verletzungen passiert sind. Wo man nicht ehrlich war; etwas verschwiegen wurde; wo das Vertrauen angeknackst ist. Wo auch nach Jahren noch Vorwürfe kommen, obwohl man sich schon viele Male entschuldigt hat.
- Paare, die bisher eine Fernbeziehung hatten, nun zusammen wohnen und sich neu kennenlernen müssen.
- Paare, die ganz frisch zusammen sind und Wege finden wollen, damit es sich erst gar nicht festfährt.

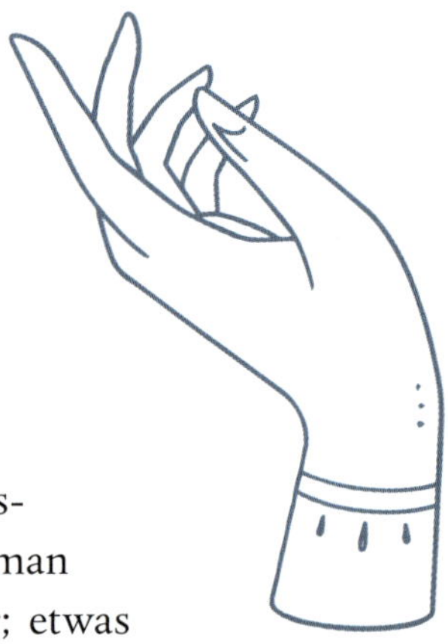

Viele Paare sehen sich enormen Herausforderungen gegenüber. Es gibt mehr Fragen als Antworten, sehr viel Verunsicherung und Orientierungslosigkeit. Wo sollen sie anfangen? Was ist richtig und was ist falsch? Welche Veränderung ist hilfreich und welche sinnlos?
Meine Antwort lautet immer: Du bist die Antwort. Meine Kund:innen sehen mich dann mit erstauntem Blick an. Was ich damit meine, ist einfach: Damit ein Wir klappen kann, muss erst einmal das Ich stabil entwickelt sein. Du musst wissen, wer du bist, was dir guttut und wo deine Grenzen sind. Doch wenn wir in ausrangierten Beziehungsmodellen festhängen, haben wir uns (und unser Gegenüber) verloren. Ich plädiere immer dafür: Bevor wir ein Wir werden, müssen wir erst mal ein gesundes Ich werden.

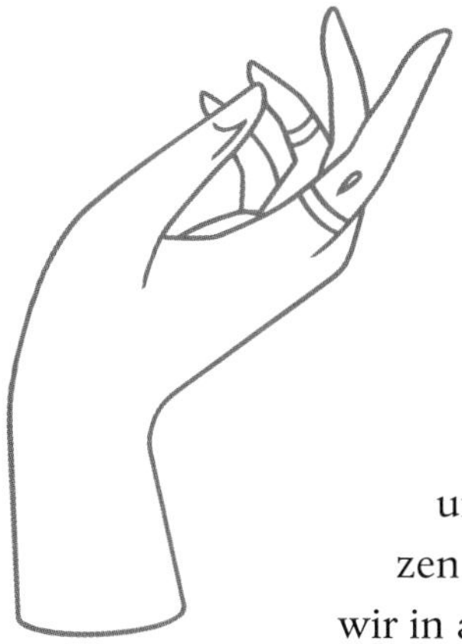

Denk an das Zitat von Rumi: Mit vier Flügeln fliegen wir nicht besser! Erst wenn wir ein autarkes Ich sein können, funktioniert die Beziehung mit anderen. Damit eine gesunde Partnerschaft entstehen kann, muss man seine Selbstbestimmtheit kultivieren. Das heißt: Ich setze mich und meine Bedürfnisse in den Vordergrund und ins Zentrum. Ich zeige meine Bedürfnisse und nehme mich selbst ernst.
Das hat nichts mit Egoismus zu tun, sondern mit gesunder Selbstfürsorge. Doch wenn ich das tue, dann gehe ich natürlich auch ein Risiko ein, nämlich dass ich eventuell die Ablehnung seitens meines Partners erfahre, Vorwürfe gemacht bekomme, vielleicht sogar Trennungsandrohungen. Hier hilft es, tief durchzuatmen, bei sich zu bleiben – und dem anderen zuzuhören. Denn nur, wenn wir uns spüren UND den anderen mit seinen Wünschen und Bedürfnissen wahrnehmen, entsteht ein gesundes, ehrliches Miteinander.
Ich weiß, das klingt erst mal nach ganz schön viel Arbeit, nach tiefgreifenden Veränderungen und Neuerungen. Aber keine Angst. Im nächsten Kapitel zeige ich dir Schritt für Schritt, wie eine gesunde Selbstbestimmtheit gelingen kann. Mein Tipp an dieser Stelle an dich: Lies das nächste Kapitel nicht einfach ratzfatz durch, sondern lass dir Zeit. Mach die Übungen, auch gern mehrmals. Dein Unterbewusstsein braucht Zeit, um sich umzubauen, und du brauchst Zeit, um das Gelernte und Begriffene anzuwenden. Beobachte, lerne, übe und sei dir gewiss, dass sich dein System langsam umgestalten wird und du schrittweise in deine neue Selbstbestimmtheit kommen wirst.

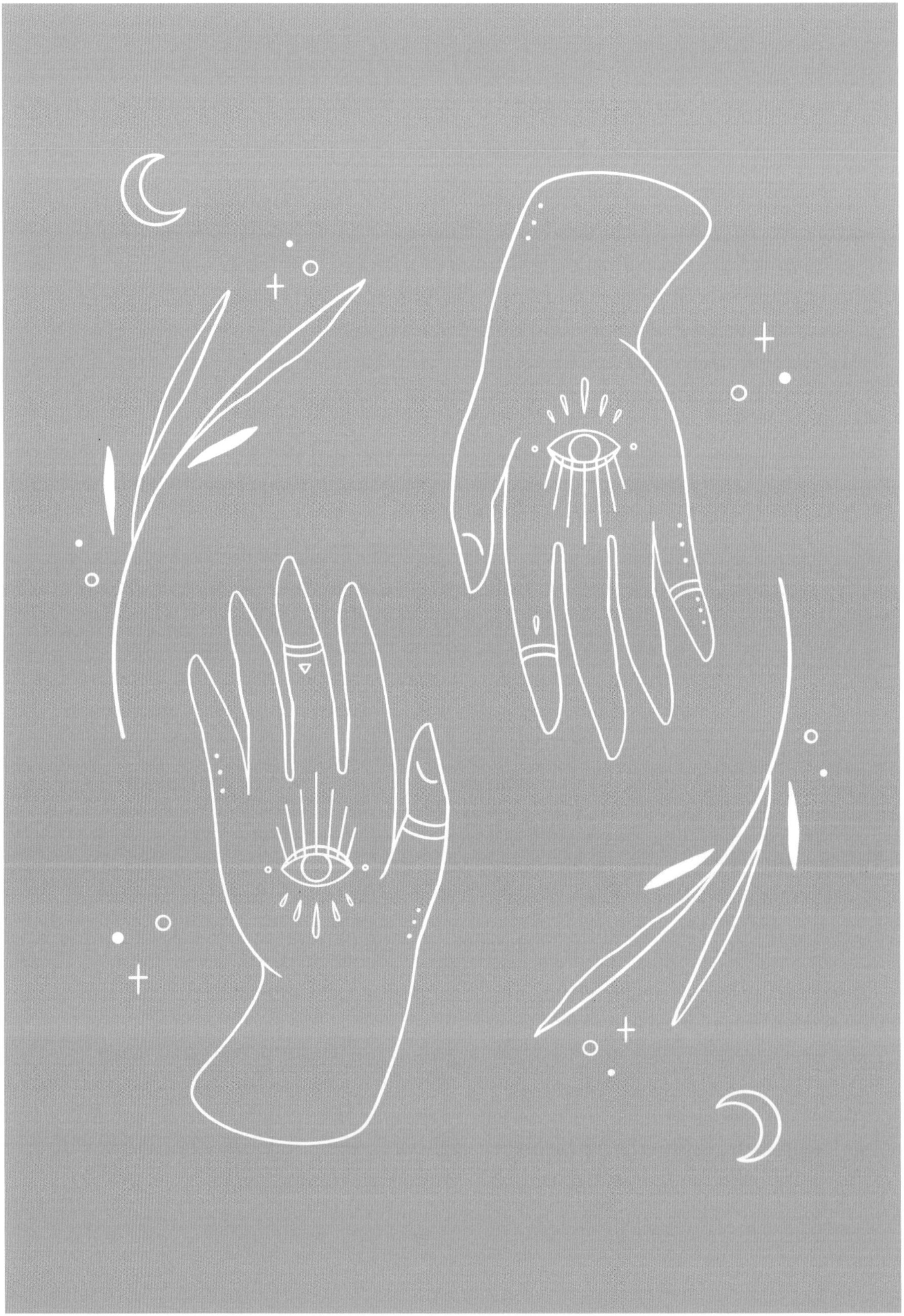

DER WEG ZUM SELBSTBESTIMMTEN ICH

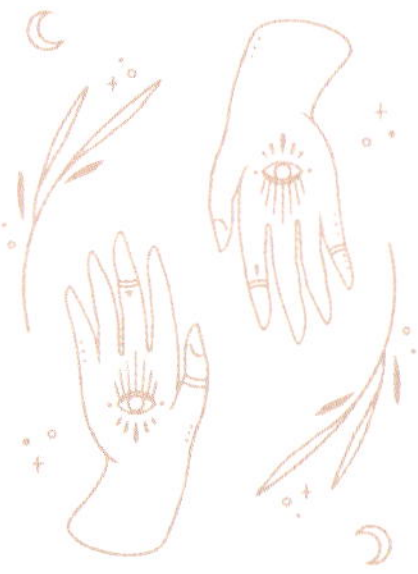

Die meisten Menschen suchen nach einer besonderen Beziehung mit einer bestimmten Person. Finden sie diese Person, dann gehen sie voll in der Beziehung mit ihr auf und versuchen, alles richtig zu machen. Ich sehe oft, wie groß die Enttäuschung dann darüber ist, dass es trotzdem Streit gibt, Zankerei, Missverständnis, Unverständnis, Lustlosigkeit, Genervtheit und so weiter. Man gibt ja schließlich sein Bestes! Bei allem guten Willen übersehen meine Kund:innen häufig den entscheidenden Punkt: Die Beziehung zu sich selbst ist die wichtigste überhaupt. Hier zu beginnen, ist das A und O.

» Deepening Love zu sich selbst führt zu Deepening Love mit dem/der anderen.

Das selbstbestimmte Ich ist aus meiner Erfahrung das Entscheidende, um eine erfüllte Partnerschaft zu führen. Erst, wenn die Beziehung zu uns selbst voller Respekt, Liebe und Mitgefühl ist, können wir das auch mit dem, der oder den anderen leben.

Leider wird es den meisten in der Kindheit gar nicht so leicht gemacht, ein selbstbestimmtes Ich zu entwickeln. Ein kleines Beispiel: Ich treffe häufig Freund:innen mit ihren Kindern. Ich sage »Hallo«, auch zum Kind. Das Kind antwortet nicht, versteckt sich hinter der Mutter. Es will nicht kommunizieren; hat Angst; ist schüchtern; ist müde oder traurig. Das ist ein völlig normales, gesundes Verhalten. Nun geht es aber los, dass die Eltern fordern: »Jetzt sag aber mal was. Sag doch wenigstens Hallo.« Das Kind reagiert nicht und der Druck wird so lange erhöht, bis es brav »Hallo« sagt.

Dieses Beispiel mag vielleicht kleinlich erscheinen, aber so etwas geschieht Heranwachsenden nicht einmal, sondern Tausende Male. Tausende Male, wo sie nicht tun dürfen, wonach sie sich fühlen. Wo ihre Gefühle nicht so wichtig genommen werden wie die der anderen. Es passiert im Kindergarten, in der Schule und im Elternhaus. Beständig werden die Grenzen von Kindern überschritten und sie zu Dingen genötigt, die sie nicht machen wollen. Sonst werden sie bestraft, es wird mit ihnen geschimpft, das Gegenüber ist sauer, enttäuscht, wütend und liebt sie vielleicht sogar ein bisschen weniger.

Kinder sind unglaublich schlau und aufmerksam und wollen sichergehen, dass ihr Überleben gewährleistet ist. Das aber hängt von den Erwachsenen ab: Es ist überlebenswichtig für Kinder, dass sie geliebt werden, dass sie gut behandelt werden, dass gut für sie gesorgt wird. Schnell passen sie sich an. Doch dabei lernen sie oftmals, dass ihre Grenzen nicht zählen. Dass ihre Gefühle nicht zählen. Dass man andere über seine Grenzen gehen lassen muss, seine Gefühle hintenanstellen muss, um geliebt, gelobt, gemocht zu werden. Vielleicht haben sie auch gelernt, dass ihre Wut ein unerwünschtes Gefühl ist (dabei signalisiert sie: Da wird meine Grenze verletzt!). Später als Erwachsene wissen diese Menschen dann gar nicht, wo ihre Grenzen eigentlich sind, fühlen ihre Wut nicht mehr und können ihre Grenzen nicht wahren. Fatal für Beziehungen.

GESUNDE GRENZEN

Aus meiner Praxis weiß ich, dass die meisten Menschen tatsächlich ein Riesenproblem damit haben, zu erkennen, was sie wollen und was sie nicht wollen. Sie spüren ihre Grenzen nicht und können diese dann natürlich auch nicht kommunizieren.

Das zu merken ist ganz einfach. Wenn jemand keine Grenzen hat, nimmt er klare Ansagen oder starke Emotionen wie Wut oder Enttäuschung des Gegenübers sofort persönlich. Dann fühlt er sich schnell verantwortlich und letztlich auch schuldig für

- deren Frust,
- deren Leid,
- deren Ängste,
- deren Zorn,
- deren Enttäuschung.

Wenn jemand seine Grenzen nicht wahrnimmt, dann lässt er leichter verbale Entgleisungen, emotionale Verletzungen und sogar körperliche Übergriffe zu. Dann lässt er Dinge zu, für die er sich nachher schämt. Manchmal sogar so sehr schämt, dass er mit den Fäusten auf den anderen losgeht, das Gegenüber beleidigt oder Dinge sagt, die verletzen, etwa: »Ich will mich trennen« (obwohl es eventuell so gar nicht gemeint ist).

Auf diese Weise entsteht ein Wechselspiel zwischen den Partnern. Sie werden reaktiv, ein Schuld-Ping-Pong entsteht – Vorwürfe und Verteidigungen – und eine emotionale Abwärtsspirale entsteht. Mit dem Ergebnis:

- Es wird bereut.
- Es tut (mindestens einer Person) leid.

- Man hat es doch so nicht gemeint.
- Man schämt sich.
- Fühlt sich ungeliebt.
- Bestraft sich vielleicht sogar selbst.

Wenn wir klare Grenzen haben, ist alles anders: Dann können wir dem anderen den Raum für seine Emotionen und Vorwürfe lassen, weil wir uns überhaupt nicht persönlich angegriffen fühlen. Und wenn die Emotionen wieder verblasst sind, dann können wir mit dem Partner gemeinsam in Ruhe darauf schauen:

- Warum sind die Gäule mit ihm durchgegangen?
- Warum konnte er nicht gut kommunizieren?
- Warum konnte er nicht liebevoll sagen, was los ist?
- Was wurde in ihm getriggert?
- Wie kann man (vielleicht auch gemeinsam) künftig solch eine Situation verhindern?

Oft werden Grenzen als sehr einengend empfunden, als freiheitsberaubend oder als Grund dafür, dass man sich nicht selbst verwirklichen kann. Viele Menschen kreieren sich daher ein Leben mit möglichst wenig Eingrenzungen. Sie genießen es, dass sie essen können, was und wann sie wollen. Dass sie Sex haben können, mit wem und wann sie wollen. Dass sie ein sehr freies, privilegiertes Leben führen können. Solche Menschen haben oft den Glaubenssatz: »In einer Partnerschaft darf es keine Grenzen geben. Sie darf nicht einengend sein, sondern muss offen, frei und locker sein.« Ohne es zu wissen, gehen sie dann aber bei sich und der anderen Person über die jeweiligen Grenzen. Denn diese Grenzen sind da, ob man will oder nicht. Sie verlieren sich in dieser scheinbaren Grenzenlosigkeit – und über kurz oder lang geht das Drama los, weil sie selbst oder die andere Person sich ungerecht behandelt fühlt und anfängt zu leiden.
Mit klaren Grenzen ist jedem geholfen. Werden Grenzen bewusst wahrge-

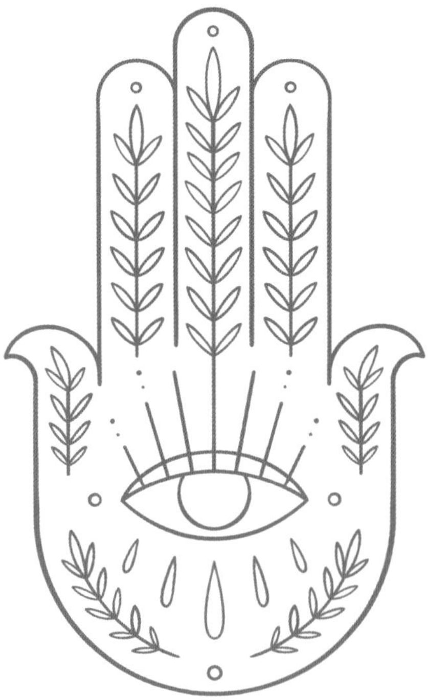

nommen und kommuniziert, ist offengelegt, wo der andere (und man selbst) steht, was okay ist und was nicht. Voraussetzung dafür ist, dass man seine Grenzen kennt und sie deutlich formulieren kann. Sobald man seine Grenzen fühlt, kommt es daher zur nächsten Herausforderung. Dann darf man nämlich seine Wahrheit aussprechen. Meistens in Form eines Nein.

NEIN SAGEN

Viele Menschen haben Angst davor, Nein zu sagen. Sie denken, dass sie damit verletzen und enttäuschen, was wiederum dazu führen könnte, dass sie verlassen und nicht mehr geliebt werden. Deshalb gibt es leider so viele Ja-Sager:innen, People-Pleaser, Wegducker:innen und Weglächler:innen.

PRAXISBEISPIEL

In einem Coaching hatte ich einmal eine massive Ja-Sagerin. Meine Frage an sie war: »Würdest du die Übung mit dieser Person machen?«
Ihre Antwort: »Ja, natürlich.« Die Frau zeigte dabei ein gekünsteltes Lächeln und ihr Körper wirkte angespannt. Also habe ich sie noch mal gefragt: »Wirklich? Bist du dir ganz sicher?«
Da hat sie zu weinen angefangen. »Es ist mir so unangenehm, das zu sagen ... Es hat nichts mit der Person zu tun ... Es ist mir nur gerade zu viel ...«

In einem Paar-Workshop hatte ich ein ähnliches Erlebnis. Ein Paar ist an seine Grenzen gekommen, es gab Streit, Vorwürfe, böses Schweigen, genervte Blicke, Augenrollen und so weiter. Daraufhin meinte ich: »Ihr könnt die Übungen mit anderen Leuten aus der Gruppe machen.«
Ihre Antwort: »Nein, ich muss das mit meinem Partner machen.«
Seine Antwort: »Nein, ich will sie nicht enttäuschen. Es ist so abgesprochen.«
Dabei war genau zu merken, wie überfordert beide waren und dass ihnen Abstand gutgetan hätte, um wieder bei sich selbst anzukommen.

An beiden Beispielen siehst du, wie viele Menschen ihre Grenzen nicht spüren oder sie nicht wahrnehmen wollen oder können. Da werden die Zähne zusammengebissen oder ein Unwohlsein wird runtergeschluckt. Man möchte nicht unhöflich sein, sein Versprechen nicht brechen, sich oder anderen die Überforderung nicht eingestehen. Wohin das führt? Aus meiner Erfahrung ganz sicher nicht zu einer nachhaltig erfüllten Partnerschaft. Denn erst wenn wir in der Lage sind, aus unserer Tiefe heraus Nein zu sagen, können wir auch ein ehrliches Ja sagen.

» People-Pleasing macht nur für einen kurzen Zeitraum glücklich, langfristig überwiegen die Schwierigkeiten.

Das Runterschlucken, Zähnezusammenbeißen oder Weglächeln fordert seinen Tribut. Man wird gereizt, gestresst, biestig und macht seinem Partner unbewusst Vorwürfe. Es ist so viel besser, wenn man seine Grenzen spürt und kommuniziert. Dann weiß jeder, woran er ist, und kann sich dementsprechend verhalten. »Gut, dass du fragst. Ich möchte die Übung lieber mit jemand anderem machen.« So viel Klarheit und Ehrlichkeit hilft allen, denn so kann die anschließende Übung in Harmonie erlebt werden und ihre Wirkung optimal entfalten.

Die meisten Menschen werden von inneren Gedanken angetrieben. »Plappermäuler« nenne ich sie, die uns erzählen: »Das gehört sich nicht«, »Das macht man aber so«, »Ich bin nicht gut genug«, »Das wird nie was« oder wie im obigen Beispiel »Ich darf nicht Nein sagen«. Wir identifizieren uns mit diesen Stimmen und sie dirigieren uns unbewusst. Durch eine bestimmte Art, Tagebuch zu schreiben, kommen wir ihnen aber auf die Schliche. Wir demaskieren sie und lernen so unsere wahren Wünsche, Sehnsüchte und eben auch Grenzen kennen.

JOURNALING

1. Nimm dir jeden Tag zwanzig Minuten. Nimm Block und Stift und schreib auf, was dir durch den Kopf geht. Lass deine Gedanken fließen.
2. Wichtig ist, dass es Papier und Stift ist und nicht Computer, Handy oder Tablet. Durch das Führen des Stiftes bist du nämlich mehr im Fühlen und die Gedanken können besser aus dir rausfließen.
3. Wichtig ist: Stift nicht absetzen. Wenn du nicht weißt, was du schreiben sollst, dann schreib genau das auf: »Ich weiß nicht, was ich schreiben soll. Ich weiß nicht, was ich schreiben soll …« Da ist vielleicht die Leere oder der Widerstand in dir, die gerade gefühlt werden wollen, und es ist wichtig, dir zu erlauben, genau dies zu fühlen. Irgendwann fängt es an, sich zu öffnen und zu fließen. Plötzlich fühlst du die Gefühle, die hinter der Leere oder dem Widerstand liegen. Dann kommst du in Kontakt mit dem, was eigentlich gefühlt werden will.
4. Mach diese Übung drei Monate lang jeden Tag.

GRENZEN SETZEN LERNEN

Verantwortung für die eigenen Gefühle und Taten zu übernehmen und sich von der Verantwortung für die Gefühlen und Taten anderer zu befreien, führt zur Selbstachtung. Bei meinen Bodywork-Sessions bin ich in dieser Hinsicht sehr strikt geworden. Ich gebe zum Beispiel keine Berührung an den Genitalien, bevor mein Gegenüber seine Grenzen nicht klar formulieren kann.

Um mit meinen Kund:innen diese Verantwortung zu trainieren, verwende ich verschiedene Übungen. Besonders oft gehe ich nach dem »Wheel of Consent« von Betty Martin vor, deren Arbeit ich ganz großartig finde. Ihr Konzept ist so klar, dass man sofort versteht, wer in Wahrheit gibt und wer bekommt. Dadurch kann man klarere Vereinbarungen finden.

Wheel of Consent

Das »Wheel of Consent« ist von der US-amerikanischen Chiropraktikerin und Bodyworkerin Dr. Betty Martin entwickelt worden. Es gibt zahlreiche solche Konsens-Modelle, das Faszinierende bei Betty Martin ist, dass es nicht nur darum geht, wer eine Handlung vollzieht und ob diese Handlung vom Gegenüber erlaubt wurde, sondern vor allem, wem die Handlung dient und nutzt. In welche Richtung fließt das Geschenk dieser Handlung? Wessen Wünsche kommen an erster Stelle und wer stellt die eigenen hinten an? So unterteilt das »Wheel of Consent« intime Berührungen und Begegnungen in vier Viertel – also zweimal mit Pol und Gegenpol: dienen, nehmen, erlauben, empfangen. Diese Einteilung hilft enorm, tiefer zu verstehen, warum jemand etwas tut oder tun lässt. Bietet mir zum Beispiel jemand eine Kopfmassage an, weil er mich gern anfassen möchte, dann gibt er nicht, sondern er nimmt – und zwar eventuell, ohne dazu zu stehen.

Bei einer typischen Übung lege ich meine Hand auf den Unterarm meines Gegenübers und bitte es, mir zu sagen, dass ich sie wegnehmen soll. Die Reaktionen sind häufig ähnlich. Mit leiser Stimme wird gehaucht: »Kannst du sie bitte wegnehmen?« oder »Könntest du sie vielleicht wegnehmen?«. Dieses »Bitte« und »Vielleicht« ist ganz oft da, genauso die dünne Stimme, der gesenkte Kopf oder die niedergeschlagenen Augen. Der Klang, die Gestik, die Energie, der ganze Körper sprechen eine andere Sprache als die Worte – und ich nehme meine Hand nicht weg. Die meisten Kund:innen bekommen gar nicht mit, was für eine Energie sie unbewusst ausstrahlen – oder eben auch nicht ausstrahlen.

Wir üben dann so lange, bis sie mir eine klare Anweisung geben können, die sie selbst fühlen und umgesetzt haben wollen. Einigen fällt das nach kurzer Zeit leicht, für andere ist es super schwer und es laufen sogar Tränen. Für diese Menschen fühlt sich das Aussprechen der eigenen Bedürfnisse tatsächlich lebensbedrohlich an. Nach dem Motto: Wenn ich meinen Mund aufmache und für mich einstehe, dann werde ich nicht überleben. Sie haben Angst, dass die Welt zusammenbricht, dass sie bestraft werden, dass es Ärger gibt, Diskussion oder Liebesentzug. Es braucht nicht selten eine ganze Weile, bis ich es schaffe, einen sicheren Raum für sie zu kreieren. Einen Raum, in dem sie merken: »Es ist okay. Es geschieht mir nichts. Ich bin hier sicher. Ich darf meine Wünsche sagen.« Und dann erleben sie den Moment, in dem sie ihr Bedürfnis fühlen und klar

und laut aussprechen – und ich die Hand wegnehme … Sie erleben, dass es keine Bestrafung und keine andere negative Konsequenz für sie gibt. Mit dieser simplen Körperübung helfe ich Menschen zu lernen, ihre Grenzen zu spüren, sie zu kommunizieren und auf ihren Körper zu achten, der ihnen bei der Entscheidungsfindung hilft.
Je nach Grad der Traumatisierung, die meine Kund:innen mitbringen, nutze ich weitere Übungen. Zum Beispiel darf mein Gegenüber mein Handgelenk umfassen und meine Hand bewegen. Es kann meine Hand dort hinlegen, wo es mag oder sie auch wegnehmen. Es lernt in dieser Übung, dass es in der Kontrolle ist. Es kann Nähe und Distanz selbst bestimmen. Das ist sehr hilfreich bei Menschen, die Opfer von sexuellem Missbrauch wurden. Am Anfang ist es natürlich ein zögerliches Handauflegen oder auch ein zartes Handwegnehmen, doch je mehr körperlich erlebt wird, dass es keine negativen Konsequenzen gibt, desto mehr Sicherheit gewinnen die Menschen.
Dieses Embodiment ist sehr wichtig (mehr dazu unter »Die Rolle des Körpers«). Es gibt für dieses Wort keine richtige Übersetzung, ich nenne es: Verinnerlichung. Es ist ein körperliches Erleben, das dafür sorgt, dass neue Erfahrungen verinnerlicht werden können.

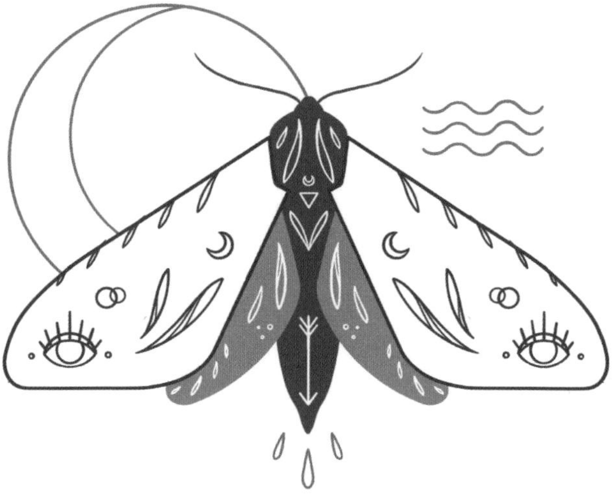

Die Körperintelligenz kann dadurch umlernen und neu programmiert werden. In vielen Fällen können in einer solchen therapeutischen Arbeit alte Verletzungen, Unsicherheiten und sogar Traumata überwunden werden.
Vielleicht magst du die folgende Übung einfach mal selbst ausprobieren? Wir denken häufig, dass wir super darin sind, unsere Grenzen zu benennen. Doch manchmal täuschen wir uns. Hand aufs Herz: Traust du dich wirklich immer zu sagen, was du willst? Was du nicht magst? Im Bett? Im Büro? Deinen Kindern gegenüber? Deinen Eltern oder Schwiegereltern? Wäre es nicht schön, wenn du mutiger wärst, deine Wahrheit zu sprechen? Mut braucht der nächste Schritt. Sag Ja und mach die Übung. Je mehr du übst, deine Grenzen zu spüren und sie zu formulieren, desto besser wirst du darin werden. Denk daran: Übung macht die Weltmeister:in!

HANDAUFLEGEN

1. Bitte deinen Partner oder deine Partnerin, diese Übung mit dir zu machen.
2. Dein Gegenüber legt die Hand auf deinen Körper und du sagst mit Überzeugung in der Stimme: »Nimm deine Hand weg.«
3. Vermeide »bitte« und »vielleicht«.
4. Dein Gegenüber nimmt die Hand nur dann weg, wenn du es glaubwürdig sagst. Übe also so lange, bis du überzeugend bist.
5. Fühle in deinen Körper hinein. Welche Emotionen kommen beim Aussprechen deines Wunsches auf? Wie fühlt sich dein Körper an? Was geht in dir vor?
6. Wichtig ist: Wenn die andere Person ihre Hand wegnimmt, sollte sie es ohne jede negative Emotion wie Wut, Enttäuschung, Zorn oder Zurückweisung tun.
7. Spüre am Ende nach, wie es ist, wenn die Hand vorwurfsfrei weggenommen wird. Was passiert in dir? Was fühlst du?

SELBSTWAHRNEHMUNG

Mithilfe der letzten Seiten hast du gelernt, deine Grenzen besser zu fühlen und sie zu kommunizieren. Das ist wichtig, wenn wir jetzt weitergehen. Du hast nun das nötige Rüstzeug, um für dich einen sicheren Raum zu schaffen und zu halten. Ich verwende hierbei gern das Bild von einem Gartenzaun: Du hast nun die Fähigkeit, einen Gartenzaun zu bauen und dafür zu sorgen, dass nicht jeder durch deine Gemüsebeete latschen kann. Du kannst fühlen, wenn dir etwas nicht guttut, und dem Treiben Einhalt gebieten.

Lass uns nun einen Schritt weitergehen und das Selbst noch tiefer erforschen. Fangen wir mit der Selbstwahrnehmung an, danach folgt die Wahrnehmung des Außen. Eine gute Selbstwahrnehmung ist das A und O für eine gesunde Beziehung zu sich selbst. Ich sage bewusst: eine gesunde Beziehung zu sich selbst.

Letztlich ist es nämlich egal, wie schräg, krumm, anders oder besonders du bist. Wenn du spürst, was du brauchst, dann ist das die perfekte Ausgangslage für eine gute Beziehung zu dir selbst und zu anderen. Eine gesunde Selbstwahrnehmung hilft dir, dich zu spüren. Deine Gefühle, deine Bedürfnisse, aber auch deine Muster, deine Trigger und Verletzungen. Die Selbstwahrnehmung ist wie eine Landkarte, die dir hilft, zu wissen, wo du gerade stehst. Je mehr und je besser du dich selbst wahrnimmst, desto mehr kannst du dir geben, was du brauchst. Und das ist dann für dich wie alle anderen der Jackpot!

Leider kommt es häufig vor, dass die Selbstwahrnehmung verschoben, verzerrt, verleugnet oder verdrängt ist. Das führt zur (ungewollten) Selbsttäuschung. Man entwickelt Wunschbilder, wie man gern wäre.

» Bei einer verschobenen Selbstwahrnehmung täuscht man sich selbst, aber auch die anderen, was letztlich zu Enttäuschung auf beiden Seiten führt.

Ich wähle mal ein extremes Beispiel, um zu veranschaulichen, was ich meine. Ich hatte kürzlich mit einer Künstlerin zu tun, die kostenlos an einem meiner Workshops teilnehmen wollte, im Gegenzug wollte sie für mich ein Kunstwerk anfertigen. Die Künstlerin sprach davon, dass sie sich freut, Teil unserer Sisterhood zu sein, denn Transformation in einer Community sei ihr wichtiger als Geld. Ihre Schwingung war liebevoll, wertschätzend und integrativ. Mit dem Deal waren beide Seiten happy. Dachte ich. Am Ende des Workshops wusste sie nämlich nichts mehr von unserer Abmachung und nannte mir für das Kunstwerk einen hohen Preis. Ich erinnerte sie an unsere Absprache, doch sie redete nun von Ausbeutung und kapitalistischem Verhalten. Ihre Schwingung war jetzt von Mangel, Not und

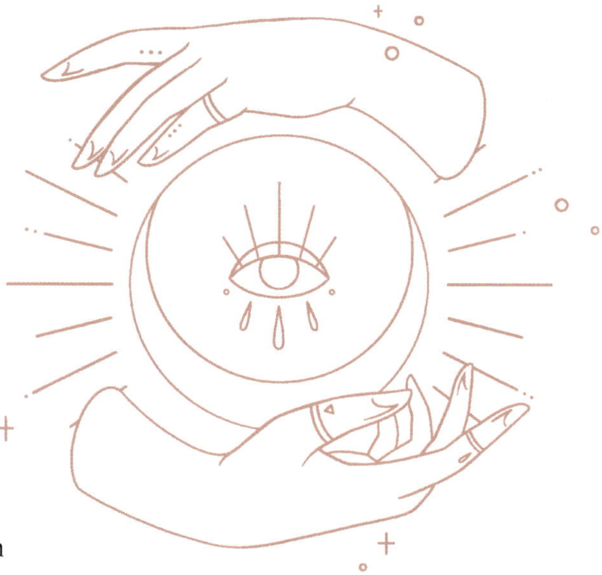

Wut geprägt. Ich hatte das Gefühl, dass ich es mit einer ganz anderen Person zu tun habe, und war enttäuscht. Natürlich kann es an falscher Kommunikation oder Einschätzung gelegen haben, doch ich glaube, es ist etwas anderes passiert. Die Künstlerin mochte es, sich selbst als großzügig und als Teil einer Gemeinschaft zu sehen.

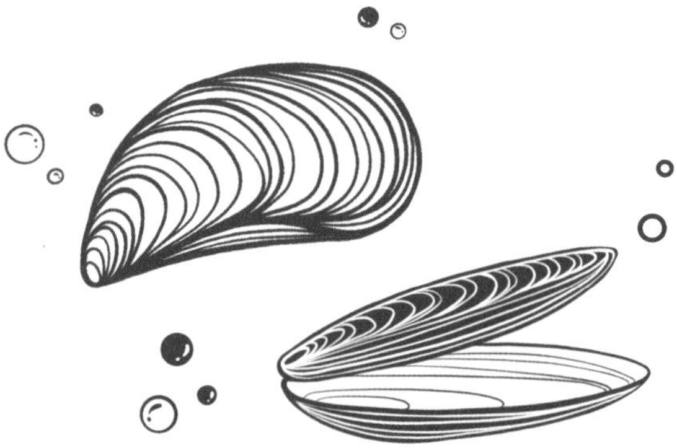

Sie hat sich etwas schöngeredet, ist einer verzerrten Selbstwahrnehmung aufgesessen und ins Netz der Täuschung gegangen. Das Bild, das sie von sich selbst hatte, konnte sie nicht aufrechterhalten. Solche verzerrten Wahrnehmungen sehe ich immer wieder. Menschen denken, sie wären offen und locker, dann gehen sie offene Beziehungen ein und entdecken erst, wie eifersüchtig sie sind. Manche sind wahre Arbeitstiere und täuschen sich in ihrem Ruhebedürfnis. Andere stürzen sich in die Selbstständigkeit und täuschen sich in ihrem Bedürfnis nach Sicherheit.

Eine verzerrte Wahrnehmung von sich selbst, die man nach außen strahlt, führt zu zahlreichen Problemen und Konflikten. Im Innen wie im Außen. Aus meiner Sicht geht Selbstwahrnehmung Hand in Hand mit Selbstreflektion. Dafür kann man sich folgende Fragen stellen, um sich besser kennenzulernen:

- Was will ich?
- Warum will ich das?
- Warum will ich das nicht?
- Warum mag ich das nicht?

Für eine gute Selbstwahrnehmung ist es enorm wichtig, mit seinen Gefühlen in Kontakt zu kommen. Und zwar nicht nur mit den rosaroten Konfettiregenbogengefühlen, sondern auch mit denen, die wir als negativ wahrnehmen. All diese Gefühle dienen uns als Kompass, der uns wertvolle Hinweise gibt. Bin ich wütend, sind von irgendwem meine Grenzen verletzt worden. Schäme ich mich, habe ich bei jemandem die Grenzen verletzt. Jedes Gefühl gibt mir einen wichtigen Hinweis, was gerade unbewusst passiert ist, und hilft mir, darüber bewusste Erkenntnisse zu erlangen, die mich dann zur richtigen Entscheidung führen. Deshalb kommt nun eine Übung, in der du deine Gefühle besser wahrzunehmen lernst, was letztendlich zu einer besseren Selbstwahrnehmung an sich führt.

EMOTIONEN FÜHLEN

1. Stell beide Füße auf den Boden (stehend oder sitzend) und geh in Verbindung mit dem Boden unter dir.
2. Stell dir dann vor, dass dir Wurzeln aus den Füßen in den Boden wachsen. Tiefer und tiefer.
3. Leg eine Hand auf dein Herz und eine Hand auf den Bauch.
4. Dann erlaube dir, reinzufühlen, was gefühlt werden will.
5. Gib auch den unangenehmen Emotionen Raum. Auch Angst, Scham oder Hilflosigkeit dürfen gefühlt werden. Wir haben oft die Tendenz diese Gefühle wegzudrücken. Fühle sie!
6. Atme in sie hinein. Atme bewusst rein. Mehr ist nicht zu tun.
7. Mach nichts weg. Repariere nichts. Rede dir nichts schön. Argumentiere nicht. Sei einfach nur und fühle, was es in dir zu fühlen gibt.
8. Wenn Bewegungen kommen, lass sie zu. Vielleicht will sich der Körper bewegen. Vielleicht kommt es zu einem Gefühlsausbruch von Lachen oder Weinen. Oder Wörter kommen, Schreie. Völlig egal, gib allem Raum.
9. Am Ende nimmst du zehn tiefe Atemzüge und kommst in deinen Körper zurück, ins Hier und Jetzt. Bedanke dich bei dir, dass du dir die Zeit geschenkt hast.

WAHRNEHMUNG

Eine gut geschulte Selbstwahrnehmung verhilft uns auch zu einer besseren Wahrnehmung des Außen. Wir spüren genau, wenn unser Gegenüber irgendwo in seiner Selbstwahrnehmung einen blinden Fleck hat. Oft passiert das, wenn ein Vater- oder Mutterthema getriggert und eine alte Verletzung aufgerissen wird. Wenn jemand nicht dazu fähig ist, das selbst wahrzunehmen, dann projiziert er die »Schuld« auf Partner oder Partnerin.

PRAXISBEISPIEL

In meine Praxis kam zum Beispiel mal ein Paar mit dem Muster, dass sie ihm immer wieder die gleichen Vorhaltungen machte. Er hat jedes Mal geantwortet: »Ich höre dich, aber ich sehe die Dinge anders. Und ich stehe zu dem, was ich fühle und mache.« Sie hat das akzeptiert, kam aber später mit den gleichen Vorwürfen zurück. Irgendwann in der Sitzung wurde er richtig wütend und schrie sie an. Sie ist in Tränen ausgebrochen und dann war ihr auf einmal klar: Was sie immer wieder in die Beziehung einbrachte, war der Konflikt, den sie mit ihrem Vater hatte. Sie hatte sich als Jugendliche von ihrem Vater nicht gesehen und nicht gehört gefühlt, weil er mit dem Kopf immer bei seiner Arbeit und nicht präsent war. In der Diskussion mit ihrem Partner kippte sie nun häufig in ihren kindlichen Anteil, der sich nicht gesehen fühlte. Sie kam aus dem Loop der Vergangenheit nicht heraus. Es war ihr unmöglich zu begreifen, dass ihr Partner sie hörte und sah, aber bestimmte Dinge anders machen wollte. Das Gefühl von »Ich werde nicht gesehen« brach sich immer wieder seinen Weg. Bis zu dem Moment in unserer Session, als sie realisierte, dass sie ihrem Partner etwas vorwarf, was sie eigentlich ihrem Vater vorwarf. In dem Moment gab es einen Geistesblitz und das Muster war durchbrochen. Es ist erstaunlich, dass das manchmal in Sekundenschnelle passiert. Als sie ihr Muster verstand, konnte sie sich bei ihrem Partner entschuldigen, den Konflikt loslassen und beide waren sich näher als zuvor.

Das Beispiel zeigt den Vorteil einer geschulten Wahrnehmung. Der Mann spürte genau: Das ist nicht mein Thema, nicht meine »Schuld«. Seine Selbstwahrnehmung war glasklar und er konnte das sogar in Liebe kommunizieren. Sie war gefangen in einem Muster, einem Trigger, doch erst als ihre Selbstwahrnehmung den blinden Fleck erkannte, war sie imstande loszulassen. Ich war sehr beeindruckt von diesem Paar; von ihrem Willen, sich zu begegnen, sich zu sehen, in der eigenen Wahrheit zu bleiben und sich damit zu zeigen.

Ungelöste Konflikte aus der Kindheit führen aus meiner Erfahrung häufig zu Problemen in der Gegenwart. Diese Probleme wirken sich natürlich auch auf die

WIR SEHEN NUR, WAS WIR
SEHEN WOLLEN UND KÖNNEN.
GEPRÄGT DURCH UNSERE
ERFAHRUNGEN UND
WERTVORSTELLUNGEN,
DURCH UNSERE EMOTIONEN
UND GEFÜHLE.

Partnerschaft aus. Doch wenn es uns gelingt, alte (Eltern-)Konflikte aufzulösen, passiert etwas Magisches:

- Wir fühlen uns glücklicher, selbstbewusster und entspannter.
- Wir fangen nicht sofort an zu projizieren, sobald etwas unangenehm wird, und sind nicht gleich in der Anspannung oder in der Reaktion.
- Wir kultivieren einen Raum, in dem Konflikte erwachsen und gelassen behandelt werden können. Dadurch entsteht nicht so schnell ein Du-bist-schuld-Ping-Pong.

SELBSTERMÄCHTIGUNG

Bei der Wahrnehmung geht es darum, zu spüren, was man braucht. Sowohl mit der Selbstermächtigung im Innen als auch mit der Selbstermächtigung im Außen machen wir nun einen wichtigen Schritt weiter und lernen, für die in uns wahrgenommenen Gefühlen Verantwortung zu übernehmen.

» *Wenn uns das Wahrnehmen und Vertrauen gelingen, dann kommen wir mit uns in Kontakt. Mit der uns innewohnenden Klarheit, Kraft und Macht können wir das Leben in die Hand nehmen und entscheiden, was gut für uns ist.*

Doch manchmal ist das gar nicht so einfach, unserer Wahrnehmung, unseren Gefühlen und unseren Emotionen wirklich zu vertrauen. Du erinnerst dich an die Übung mit der aufgelegten Hand und der Ansage, sie wegzunehmen? Für viele Menschen ist das unglaublich schwer, doch – wenn es dann gelingt – ein enorm erlösender Schritt. Wenn man lernt, seiner Wahrnehmung zu ver-

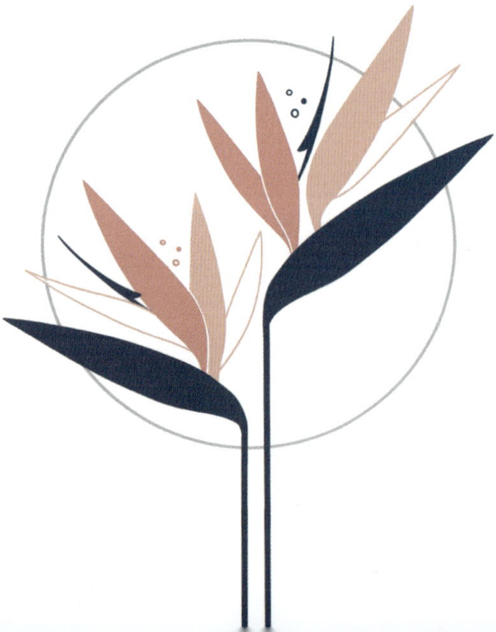

trauen, holt man sich die Macht zurück, die man irgendwann einmal in der Vergangenheit weggegeben hat.
Ich kann es gar nicht oft genug sagen: Es ist der Schlüssel zur Selbstermächtigung, den eigenen Gefühlen mehr Achtung, Respekt und Relevanz zu schenken. Wenn du nicht mehr von dir verlangst: »Jetzt reiß dich mal zusammen«, »Ein Indianer kennt keinen Schmerz» oder »Sei nicht so laut«, »Jetzt hab dich nicht so, sind doch nur fünf Minuten«. Wenn du lernst, den eigenen Gefühlen zu vertrauen und sie ernst zu nehmen: »Das hat wehgetan und deshalb weine ich jetzt«, »Ich will mich nicht zusammenreißen, denn ich bin jetzt erschöpft und brauche meine Ruhe«, »Ich will laut singen und ausgelassen fröhlich sein, also bin ich das jetzt«, »Nicht mal fünf Minuten mache ich etwas, wozu ich keine Lust habe«.
Um das zu trainieren, gibt es eine enorm kraftvolle Übung. Normalerweise bestimmt unser Kopf unseren Alltag. Mit dem Verstand legen wir To-do-Listen fest und arbeiten sie ab. Für Emotionen und Bedürfnisse ist da nicht viel Platz. Anders ist es, wenn wir Impulsen folgen. Sie kommen von der Seele, direkt aus unserem Herzen. Sie wahrzunehmen und dafür zu gehen, braucht eine Weile. Doch wenn es gelingt, spürst du, wie gut es dir geht, wenn du deinem Herzen folgst und deinen Gefühlen vertraust.

IMPULSEN FOLGEN

1. Nimm dir jeden Tag eine halbe Stunde Zeit, in der du nur machst, was du willst.
2. Du folgst nur deinen Impulsen. Aufstehen? Sitzen bleiben? Rausgehen? Malen? Auf den Boden legen und an die Decke starren? Fühle rein, was du gerade brauchst.
3. Zuerst merkst du vielleicht gar nicht, was du willst. Doch mit der Zeit spürst du immer deutlicher, was gerade gebraucht wird, gewünscht ist, willkommen ist.
4. Folge auch scheinbar »sinnlosen« Impulsen. Trampolin springen, auf einen Baum klettern, dich im Kreis drehen. Das sind die Bedürfnisse, die dir pure Freude schenken und dein inneres Kind zum Lachen bringen.

Wir haben darüber gesprochen, wie wichtig es ist, die eigenen Gefühle wahrzunehmen und ihnen zu vertrauen. Nun kommt der nächste entscheidende Schritt: sie auszusprechen.
In meiner Praxis erlebe ich immer wieder Frauen, die erzählen, dass sie beim Sex regungslos und inaktiv sind und den Mann tun lassen. (Der arme Partner ackert sich oftmals regelrecht ab.) Nach dem Akt sind sie jedoch frustriert. Darauf angesprochen, erklären sie mir: »Ich habe ihm doch Hinweise gegeben« oder »Er muss doch wissen, was ich will«. Ich erkläre ihnen dann genau das, was ich hier beschreibe: wie wichtig es ist, die eigenen Bedürfnisse wahrzunehmen, ihnen zu vertrauen und sie zu kommunizieren. Eine selbstermächtigte Frau, die sagt, was sie will, ist eine Bereicherung für eine Partnerschaft. Und das gilt natürlich nicht nur für Frauen.

» Nur wer sagt, was er will, bekommt, was er will.

Wenn die Frauen (und nicht nur sie) das zu leben anfangen, nehmen sie das Zepter selbst in die Hand. Sie sagen, was sie wollen und brauchen, und müssen nicht warten, dass sie es vielleicht irgendwann zufälligerweise bekommen.

MACHT UND OHNMACHT

Etwas, das uns gern mal von der Selbstermächtigung zurückhält, ist die Angst vor Macht. Viele Menschen haben Angst vor Macht, denn Macht im klassischen Sinne heißt für sie Machtmissbrauch. Wenige von uns kennen »positive« Macht. Wie sieht die aus? Wie fühlt sich die an? Und wie agieren Menschen, die Macht positiv nutzen?
Ich durfte bereits Menschen kennenlernen, die im positiven Sinn mächtig sind. Aus meiner Erfahrung speist sich ihre Macht, die wahre Macht aus der vollständigen Übereinstimmung mit sich selbst. Diese mächtigen Menschen sind im Alignement, also in der Übereinstimmung mit ihrer persönlichen Wahrheit. Wahrhaft mächtige Menschen spüren ihre Bedürfnisse, setzen ihre Grenzen, sprechen ihre Wahrheit. Wahrhaft mächtige Menschen sind kongruent in Wort und Tat, Gedanke und Gefühl.

» Ich finde Macht toll. Wahre Macht ist eine starke Verbindung mit mir selbst und eine Quelle, aus der ich schöpfen kann.

Doch gerade für Frauen ist Selbstermächtigung oft eine schwierige Sache. Und das hat seine tieferen Gründe. Denn mach dir mal bewusst, was es früher (und selbst heute noch in zahlreichen Regionen der Welt wie dem arabischen Raum, Afrika oder Teilen Asiens) bedeuten konnte (oder kann), wenn man als Frau Macht hat. Zeigten sich Frauen selbstermächtigt, war (oder ist) das unter Umständen ein Todesurteil! Diese Urangst sitzt manchen Frauen in unseren Breiten auch heute noch tief in den Knochen – und beeinflusst ihre Handlungen. Auch mir passiert es manchmal noch, zum Beispiel beim Sex, dass ich merke: Ich will das nicht. Doch dann fällt es mir total schwer, mich selbst zu ermächtigen, den Mund aufzumachen und zu sagen, was mich stört. Es gibt eine Stimme in mir, die anfängt, es schönzureden: »Ist doch gar nicht so schlimm«, »Ist doch gleich vorbei« oder »Sonst kränkst du ihn/sie noch«. Manchmal gibt es eine richtige Diskussion in meinem Kopf, zwischen der Stimme, die Ruhe und Harmonie möchte, und der anderen, die »Stopp!« schreien will. So etwas kennt wahrscheinlich jede Frau und sicherlich auch der eine oder andere Mann. Doch es ist wichtig, dass wir uns selbst klarmachen, wie sehr wir in so einem Augenblick unsere Kraft und unsere Macht an jemand anderen abgeben und uns selbst kleinhalten.

» *Wer die eigene Macht ablehnt, akzeptiert für sich die Ohnmacht.*

Weil wir Angst haben, dass jemand wütend wird oder enttäuscht ist, handeln wir nicht unserer Selbstwahrnehmung entsprechend, sondern aus der Angst heraus. Wir erlauben lieber jemand anderem, über unsere Grenzen zu gehen, als für uns einzustehen. In so einem Moment sind wir mehr bei der anderen Person als bei uns. Noch krasser: Wir verraten uns selbst. Wir sind nicht mehr unsere beste Freundin, sondern unsere Verräterin. Wir geben unsere Macht ab. Wir geben unseren Frieden und unsere emotionale Unversehrtheit auf.

Ich habe lange gebraucht, um zu verstehen, dass das ein schlechtes Tauschgeschäft ist. Ehrlicherweise muss ich zugeben, dass ich es anfangs überhaupt nicht wahrgenommen habe. Doch der Körper zeigt es – er verkrampft, verhärtet und verpanzert (siehe Kasten im Kapitel »Die Rolle des Körpers«). Und auch die Selbstwahrnehmung leidet. Man vertraut seinen Gefühlen nicht mehr, und die Selbstsicherheit, die Selbstliebe und der Selbstwert gehen langsam flöten. Als ich anfing, dieses Ergebnis einzupreisen, hatte ich endlich die Kraft und den Mut, meine Wahrheit zu sprechen.

Zugleich möchte ich auch nicht, dass mein Gegenüber für mich über seine Grenzen geht. Es fühlt sich für mich nicht gut an, wenn das jemand tut. Da werde ich richtig wütend, denn dann wird es unschön. Es ist Sex mit jemandem, der »hinhält«, der nicht präsent ist, der sich nicht reinfühlt und nicht mit mir zusammen schwingt. »Wartungssex« nennt man diese Art des Zusammenseins: wenn einer keine Lust und trotzdem Sex hat. Oft wird es als Basis für ein gutes Sexleben empfohlen, nach dem Motto »Ich befriedige ihn/sie kurz, dann habe ich die nächste Woche meine Ruhe«. Das macht mich richtig traurig – oder eben wütend. Ein liebevolles, intensives Sich-Erleben, Sich-nahe-Sein, Miteinander-Tanzen ist dadurch nämlich nicht möglich.

» Sex, bei dem eine(r) über seine/ihre Grenzen geht, wird zur lieblosen Routine, anstatt eine Möglichkeit zu sein, sich tief miteinander zu verbinden, gemeinsam zu wachsen und zu fliegen.

In diesem Zusammenhang dürfte schon deutlich geworden sein, dass es auch keine Verpflichtung zu bestimmten Praktiken gibt – nur um dem anderen einen Gefallen zu tun, um dazuzugehören, mitsprechen zu können oder nicht als spießig oder prüde zu gelten. Manche reden sich ein, dass sie total offen sind – und dann lebt man polyamourös oder geht zusammen in den Swinger Club. Bei einigen funktioniert das super, doch bei anderen gar nicht. Umso wichtiger ist es, dass man auch bei Sexpraktiken und bei Beziehungskonstellationen seine Gefühle wahrnimmt, ihnen vertraut und seine Wahrheit ausspricht. Dabei gilt: »Nein« ist ein ganzer Satz. Es braucht keine Erklärungen oder gar Rechtfertigungen.

LERNEN, NEIN ZU SAGEN

1. Bitte deinen Partner oder deine Partnerin, diese Übung mitzumachen.
2. Dein Gegenüber stellt dir sieben Fragen, auf die du mit Nein antworten musst. »Darf ich für dich babysitten?« »Nein.« »Darf ich dir eine Ohrfeige geben?« »Nein.« Es sollen schöne und unangenehme Dinge abgefragt werden.
3. Die Körperwahrnehmung ist dabei wichtig. Was spürst du im Körper? Wo spürst du es im Körper? Wie fühlt sich das Nein an? Wie fühlt es sich an, Nein zu sagen, obwohl du Ja sagen willst? Wie ist es, Nein zu sagen, dabei aber unsicher zu sein, wie der andere es aufnehmen wird?
4. Danach wechselt ihr die Rollen und wiederholt sieben Mal das Fragen und Nein-Sagen.
5. Beobachte deine Wahrnehmung auch jetzt. Ist das Nein glaubwürdig? Unglaubwürdig? Wie ist die Körpersprache deines Gegenübers? Gesichtsausdruck? Klang der Stimme?
6. Dann macht ihr das Gleiche mit Ja. »Willst du mit mir shoppen gehen?« »Ja.« »Darf ich dir eine Kopfmassage geben?« »Ja.« »Schenkst du mir dein Geld?« »Ja.« Nehmt wieder schöne und unangenehme Fragen.
7. Fühle diesmal in das Ja rein. Nimm wahr, wie oft du Ja sagst, aber Nein meinst. Und wie sich der Körper dabei anfühlt.
8. Dann noch einmal mit »Vielleicht«.
9. Und zum Schluss mit »Nein, aber …« »Darf ich dir den Kopf massieren?« »Nein, aber die Füße.«
10. Wichtig: Sei die ganze Zeit über im Wahrnehmen. Wie reagiert dein Körper, wenn du antwortest. Wie erlebst du den anderen, wenn du fragst?
11. Bedankt euch zum Abschluss in Liebe und Respekt beieinander und geht in einen Austausch darüber, was die Übung mit euch gemacht hat. Was habt ihr beobachtet? Was habt ihr realisiert?

DIE ROLLE DES KÖRPERS

Im Zuge der Selbstwahrnehmung wirst du immer tiefer erfahren, dass die Emotionen eine starke Unterstützung sind, um unbewusste Prozesse ins Bewusstsein zu holen. Doch auch der Körper spielt eine ganz wesentliche Rolle beim selbstbestimmten Ich. Unser Körper ist nicht nur unser »Funktionsapparat«, mit dem wir gehen, stehen und Dinge tun, sondern unser Körper hat eine eigene Körperintelligenz, die wir uns im Alltag zunutze machen können. Natürlich ist jedem bekannt, dass unser Körper die meiste Zeit Signale sendet: Hungergefühl, Ruhebedürfnis oder Frieren sind nur ein paar seiner Ausdrucksformen.

» Unser Körper kann nicht lügen. Im Gegenteil, er teilt sich oftmals noch über die bekannten Bedürfnisse hinaus mit.

Wir alle haben eine uns innewohnende Weisheit, die uns befähigt, unser Leben in Leichtigkeit und Freude zu leben. Doch wie gelingt es, diese Weisheit wahrzunehmen, um sie für sich zu nutzen? Die Antwort ist simpel, aber nicht einfach: Es bedarf der Balance von Körper, Seele und Geist, der gleichzeitigen Präsenz auf allen drei Ebenen. Dann dominiert weder der Verstand noch die Gefühle und auch nicht der Körper. Man ist wach, voll da und ganz bewusst.

Bestimmt hast du das schon erlebt, denn dieser Zustand der Ausgeglichenheit wird sehr gut durch sanfte Bewegungen wie Spazierengehen, Wandern, Qi Gong, Yoga oder Nordic Walken erreicht. Der Körper ist somit ein Schlüssel zu dieser Art des Seins. Sind wir ganz in ihm präsent, entsteht diese Balance von Körper, Kopf und Seele und wir kommen im Hier und Jetzt an. Plötzlich hört der Kopf auf zu plappern und alles zu bewerten. Das Gedankenkarussell stoppt und wir können Dinge wahrnehmen, die uns sonst verschlossen bleiben würden. Wir spüren auch, was über das Körperliche hinausgeht: Wünsche, Emotionen, Bedürfnisse.

Wie aber ist es im Alltag? Normalerweise läuft der Großteil unserer Handlungen völlig unbewusst ab. In extremen Stresssituationen haben wir sogar überhaupt keinen Einfluss mehr auf unser Handeln und Denken, es bleiben nur noch Kampf, Flucht oder Erstarren. Doch wenn wir es schaffen, in den Körper zu kommen (und dort zu bleiben), sind wir automatisch im Hier und Jetzt. Und dann werden die Sinne aktiver; dann können wir besser hören, riechen, spüren. Dadurch lernen wir uns besser wahrzunehmen, aber können auch beim Gegenüber viel mehr erfassen. Wir nehmen Bedürfnisse, Grenzen, Emotionen in uns und beim Gegenüber besser wahr, können trotzdem ruhiger agieren und kommunizieren und erzielen somit einen besseren Umgang mit inneren und äußeren Konflikten.

Je mehr du deine Körperwahrnehmung schulst und sie dir zunutze machst, desto sicherer hast du ein weiteres Tool im Werkzeugkasten, das du nutzen kannst. Du kannst aus den Reaktionen deines Körpers und deiner Emotionen Schlüsse auf dein Unterbewusstsein ziehen und dann bewusst die jeweils passenden Entscheidungen treffen.

KÖRPERWAHRNEHMUNG SCHULEN

1. Wenn du abends zu Hause bist, dann spüre nach, ob du allein sein willst oder ausgehen möchtest.
2. Ich stelle mir dann vor, wie ich ausgehe, wie ich unter Menschen bin, wie die Musik den Raum füllt, das Stimmengewirr, wie ich etwas Leckeres esse, trinke und so weiter.
3. Dabei achte ich auf meinen Körper. Wird mein Atmen flach, verkrampft oder wird es weit und Vorfreude kommt auf?
4. Du kannst die Übung auch mit zwei Stühlen machen. Einer steht für Zuhausebleiben, einer fürs Ausgehen. Dann setzt du dich auf den einen Stuhl: Wie fühlst du dich? Welche Signale gibt dir dein Körper? Dann stehst du auf, schüttelst dich, klopfst den Körper ab, hüpfst und machst dich locker, bevor du dich auf den zweiten Stuhl setzt. Achte wieder darauf, wie du reagierst.
5. Du wirst erstaunt feststellen, wie groß der Unterschied ist und wie stark spürbar. Dein Körper gibt dir klare Zeichen, was für dich gerade gut ist und was nicht.
6. Diesen Test kannst du natürlich auch mit anderen Fragen machen als mit dem abendlichen Ausgehen oder Zuhausebleiben.

Es ist wirklich interessant zu erleben, wie der Körper mit uns kommuniziert. Gibt es ein körperliches Ja, dann entspannt sich der Organismus, dann gehen wir emotional auf und erleben eine Ausdehnung. Gibt es ein körperliches Nein, dann werden wir emotional klein, eng und hart. Ich merke das auch an meiner Gedankenwelt. Wenn mein Körper angespannt ist, fängt mein Verstand zu arbeiten an. Es will alles im Außen kontrollieren, aber auch das Innenleben wird genauestens beleuchtet. Außerdem kommentiert mein Verstand alles, er hört gar nicht mehr damit auf. Für mich ein untrügliches Zeichen dafür, dass etwas nicht stimmt.

Leider übergehen wir die Signale unseres Körpers oft. Wir überhören sie, wir übersehen sie, wir messen ihnen keine Bedeutung bei. Aus meiner persönlichen Erfahrung weiß ich, dass Selbstermächtigung auch etwas mit der (Ohn-) Macht gegenüber dem eigenen Körper zu tun hat. Es gibt einige (unrühmliche) Momente, wo ich mit aller Macht die Bedürfnisse meines Körpers übergangen habe. Wo ich etwa ein Yoni-Ei eingeführt habe, obwohl es sich nicht richtig angefühlt hat. Oder ein Tampon, eine Menstruationstasse oder ein Sextoy. Ich habe gespürt, dass mein Körper das nicht will, doch es war praktisch, schnell, einfach, also habe ich es getan.

» Selbstermächtigung bezieht sich immer auch auf unsere Handlungen unserem Körper gegenüber.

Für mich persönlich war es eine krasse Erkenntnis, zu merken, dass ich selbst meine Grenzen nicht immer wahre. Wie kann ich das also von anderen Männern und Frauen verlangen, wenn ich das selbst nicht leisten kann? Ich schulde mir selbst diesen Respekt, dass ich mich ernst nehme, meinen Körper ernst nehme, meine Bedürfnisse ernst nehme. Auch das ist Selbstermächtigung.

Körperpanzer bei Frauen

Ereignisse in der Biografie haben einen Einfluss auf den Körper von uns Menschen. Anhand des Körpers kann man erkennen, wo man offen und frei ist und wo man verschlossen und verpanzert ist. Wenn ein Mensch Ereignisse im Leben hatte, die geistig und/oder körperlich überfordernd waren, dann bildet sich an dieser Stelle ein Körperpanzer. Dieser schützt – macht aber auch unfrei. Er bildet sich meist über einen längeren Zeitraum heraus. Diese Art von Verpanzerung kann im ganzen Körper auftreten: im Hals, am

Arm, am Anus, am Fuß, am Penis oder eben im Schoßraum. In der Yoni (das Wort stammt aus dem Sanskrit und beschreibt den Schoßraum. Übersetzt bedeutet es unter anderem »Quelle«) kann es zum Beispiel durch unachtsamen Sex zu Verpanzerungen kommen. Etwa wenn die Frau bei der Penetration noch gar nicht ausreichend erregt ist. Wenn eine Frau nämlich geil ist, dann wandert ihre Gebärmutter mit der Zervix (Gebärmutterhals) nach hinten oben, wodurch sich die Vagina öffnet, die Lubrikation, das Feuchtwerden, einsetzt und die Frau bereit ist, den Penis in sich aufzunehmen. Ist das jedoch noch nicht passiert, dann ist für den Penis nicht genügend Platz in der Vagina und das kann zu Schmerzen führen, denn dabei wird die Zervix irritiert oder sogar verletzt. Der Gebärmutterhals ist hochsensitiv, daher sind harte Stöße oftmals sehr schmerzvoll und das Organ fängt an, sich zu verpanzern, um sich zu schützen.

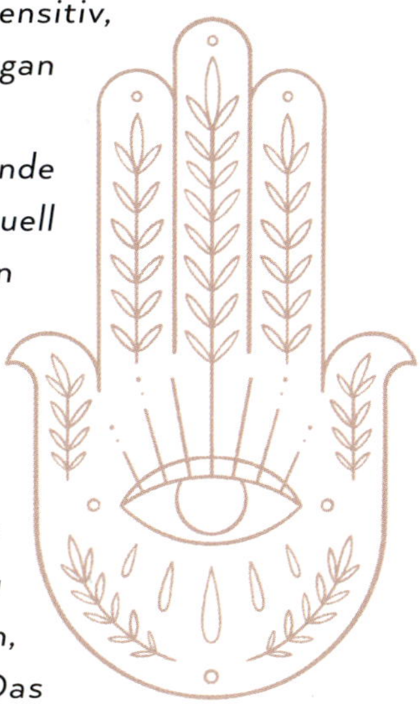

Auch andere Eingriffe wie eine Operation, eine herausfordernde (traumatische) Geburt, eine Abtreibung oder schon der eventuell ruppige Abstrich durch die Gynäkologin oder den Gynäkologen können zu einer Verpanzerung führen. Das bedeutet, dass die Frau im Schoßraum nicht mehr viel spüren kann, eine gewisse Taubheit sie weniger Lust empfinden lässt, dass es zu Schmerzen, Brennen oder Stechen beim Verkehr kommen kann.

Beim Entpanzern in meinen Bodywork-Sessions geht es erst einmal darum, wieder Wahrnehmung in den Schoßraum zu bringen. Zum einen, damit die Yoni heilen kann, zum anderen, damit im Unterleib wieder sexuelle Energie fließen kann. Das gelingt meist ganz einfach, indem Präsenz und Aufmerksamkeit in den Schoßraum gelenkt werden. Etwa durch bewusstes Hineinatmen. Oder durch die eigene Stimme, durch Summen und Tönen, das die Energie im Becken aktiviert. Auch bewusstes Hineinmeditieren und sich mit der Yoni verbinden ist sehr heilsam. Genauso wie sanfte Berührung, etwa indem die Finger einer Hand auf die Yoni gelegt werden. Im nächsten Schritt vielleicht etwas sanfter Druck mit Präsenz und bewussten Atemzügen der Empfängerin kombiniert, damit das Brennen oder Stechen sich auflösen kann. Insgesamt ist es eine sehr heilsame Arbeit, denn wenn sich die Verpanzerung im Schoß (oder im restlichen Körper) löst, kann die Lebensenergie frei fließen und die Frau ist wieder tiefer in Verbindung mit sich selbst.

Wie lange ein Entpanzerungsprozess dauert, ist individuell sehr unterschiedlich. Es ist davon abhängig, wie viele Schichten sich gebildet haben, wie groß der Schmerz, die Angst, das Trauma war, wie viel Erfahrung der Körper schon mit dieser Form der Körperarbeit gemacht hat. Ich will dir anhand von zwei Beispielen verdeutlichen, wie die Arbeit funktioniert, wie lange sie dauern kann und was das Ergebnis sein kann.

PRAXISBEISPIEL

Ich hatte eine Kundin, die schon seit fünfundzwanzig Jahren mit ihrem Mann verheiratet war. Sie hatten früher leidenschaftlich Sex, doch seit gut zehn Jahren hatte sie beim Sex Schmerzen. Sie war sehr traurig darüber, da sie dadurch fast keinen Sex mehr hatten. Wir waren uns sicher, dass sie einige Sitzungen benötigen würde, um das Problem dahinter aufzulösen. Als Erstes habe ich ihr eine Yoni-Massage gegeben. Dabei habe ich gemerkt, dass am Eingang ihrer Vagina ein Knötchen ist. In das hat sie ganz sanft hineingeatmet. Plötzlich fing sie zu weinen an, weil sie sich an eine Abtreibung erinnerte, die sie vor ungefähr zehn Jahren hatte. Sie hat sich nun erlaubt, Schmerz und Trauer bewusst zu fühlen. Ich konnte spüren, wie der Knoten unter meiner Hand verschwand. Nach drei Wochen hat mir die Frau in einer E-Mail geschrieben, dass sie keine Schmerzen mehr hat und wieder wundervollen Sex erlebt. So einfach kann es manchmal sein.

Bei einer anderen Kundin war die G-Fläche verpanzert. Wenn ich sie anfasste, dann fühlte sie ein Brennen und feine Nadelstiche. Es machte ihre wirklich keine Freude, dort berührt zu werden. Sie hatte dann über einen langen Zeitraum immer mal wieder Sessions bei mir, doch es hat fast zwei Jahre gedauert, bis die Fläche vollständig entpanzert war. Als sie weich wurde und ihre Lust zu fließen anfing, hatten wir beide Freudentränen in den Augen. Ihre Schmerzen verwandelten sich in Orgasmen – das war wirklich sehr schön mitzuerleben.

ERMÄCHTIGUNG IM AUSSEN

Auf die Selbstermächtigung und die Annahme der eigenen Macht folgt aus meiner Erfahrung nach und nach eine Ermächtigung im Außen, im Alltag, in der Beziehung. Wenn ich zum Beispiel heute zu meiner Gynäkologin gehe, bitte ich sie, dass sie mit meinem Körper vor der Untersuchung kurz Kontakt aufnimmt, also etwa die Hand auf mein Knie legt oder meinen Oberschenkel sanft berührt. Diesen Wunsch auszusprechen war mir ultra peinlich, doch als ich es getan hatte, merkte ich, was für ein starker Akt der Ermächtigung es war. Ich habe es als sehr machtvoll empfunden, für mich einzustehen und zu sagen, was ich möchte und mir wünsche.

PRAXISBEISPIEL

Wie Selbstermächtigung zu Ermächtigung in der Partnerschaft wird, habe ich erst kürzlich bei einer Kundin erlebt. Sie war in ihrer Beziehung unglücklich, weil sie sich nicht gesehen fühlte. Egal, was sie ihrem Mann sagte, es gab bei ihm keine Veränderung. Weil er selbst nach Jahren ihre Wünsche und Bedürfnisse nicht respektierte, hat sie schließlich die Grenze festgesteckt: Trennung. Sie ist in ihre Selbstermächtigung gegangen und hat Schluss gemacht. Sie sagte: »Ich gehe für das, was mir guttut und was mich glücklich macht.« Das ist Selbstermächtigung pur. Durch die Trennung fing sie an zu strahlen – und er hat Raum bekommen, sich seine Themen anzusehen. Er hat gemerkt, dass er in Mustern gefangen ist, hat eine Therapie angefangen, ist in Männergruppen gegangen. Plötzlich sah sie nun, dass sich bei ihm ganz viel tut, er sich ermächtigte. Dadurch wuchs in ihr wieder Vertrauen, er wirkte attraktiver, kam mehr in seine Kraft. Sie sah, dass es eine Entwicklung gibt, und schließt aktuell einen gemeinsamen Neubeginn nicht mehr aus.

So habe ich in den letzten Jahren viele Menschen in ihre Selbstermächtigung begleiten dürfen. Zuerst kommt die Selbstwahrnehmung mit der Hilfe der Emotionen und des Körpers, danach folgt das Selbstvertrauen. Man spricht seine Wahrheit aus und geht in die Selbstermächtigung. Macht ist oft ein zweischneidiges Schwert. Sie durchtrennt Dinge, die nicht mehr passend sind. Es geht bei Macht aber auch immer um das Loslassen dessen, was nicht mehr stimmig ist. Das ist ein kraftvoller, klärender Prozess, der aber auch traurig und schmerzvoll sein kann. Die zuletzt beschriebene Klientin ist wie ein Phoenix aus der Asche gestiegen und unabhängig davon, wie sich die Beziehung zu ihrem (Ex-)Partner entwickelt, ist sie nun bereit für den nächsten Schritt: die Selbstfindung.

SELBSTFINDUNG

Ein wichtiger Teil des Weges zum selbstbestimmten Ich ist die Selbstfindung. Wer bin ich? Das ist eine Frage, die sich viele Menschen stellen. Wenn man es vom Philosophischen wegholt, lautet die Frage: Wer bin ich in dieser Situation? Wofür stehe ich? Wie ist meine Haltung?

Im besten Fall finden wir darauf stets eine authentische Antwort. Ich erlebe es jedoch häufig, dass man in einer Partnerschaft so viele (faule?) Kompromisse eingegangen ist, dass man am Ende gar nicht mehr weiß, wofür man steht. Oder man ist schon so viele Jahre zusammen, dass man die eigenen Werte aus den Augen verloren oder sie nie nachjustiert hat. Schließlich sind Werte mit zwanzig Jahren andere als mit fünfzig Jahren und wechseln, wenn man Vater oder Unternehmerin wird, ebenfalls. Vor der Selbstfindung steht daher oftmals die Selbstaufgabe. Man agiert nicht mehr aus seinen Werten heraus, sondern hat sich selbst oder einen Teil von sich aufgegeben.

Ich weiß, wovon ich spreche. Ganz bewusst war ich in den letzten Jahren immer wieder Single, weil ich mich selbst finden wollte. Die meiste Zeit habe ich in Beziehungen verbracht und hatte mich selbst dabei oftmals aus den Augen verloren. Ich wollte mich endlich wieder selbst fühlen,

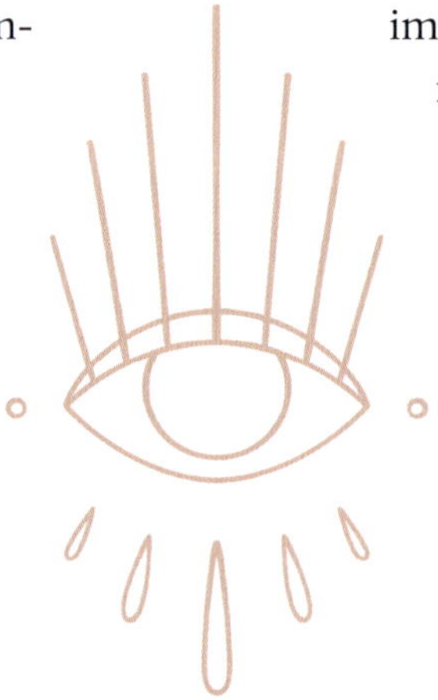

mich verstehen und mich letztlich wieder selbst finden.
Nach einer Weile des Alleinseins habe ich realisiert: Ich trage ganz schön viel unbearbeitete Themen mit mir rum. Es gibt Verstrickungen, Glaubenssätze, Muster und Emotionen, die mich in den Beziehungen unbewusst getriggert haben und die ich unrühmlicherweise gern mal auf meinen Partner oder meine Partnerin projiziert habe. In der Hoffnung: Bitte errette mich! Bitte hol mich aus dieser Emotion raus! Ich hatte mich selbst verloren und damit das Wissen, wofür ich stehe. Bei all den Verstrickungen und Emotionsstrudeln konnte ich mich nicht mehr verorten: Was will ich? Was brauche ich? Ich konnte es mir daher letztlich auch selbst nicht mehr geben. Stattdessen habe ich versucht, eine ganz wichtige Aufgabe an den oder die andere abzugeben: sich um mich zu kümmern.

» Oftmals sind wir emotional vom anderen abhängig. Dem Lob, der Anteilnahme, der Fürsorge, der Bedingungslosigkeit seiner Liebe. Doch dank der Selbstfindung müssen wir diese Bedürfnisse nicht mehr im Außen suchen.

Selbstaufgabe und Selbstfindung sind Themen, die sich bedingen. Die Selbstaufgabe erkennt man oft an der Verdrehung der Verantwortung. Bei meiner Arbeit fällt mir immer wieder auf, wie viele Frauen auf einen »rettenden Prinzen« warten. Natürlich ist das nicht mehr der Ritter in der schimmernden Rüstung auf dem Schimmel, sondern es sind moderne Sehnsüchte nach jemandem, der sie aus ihren Problemen erlöst, der sie aus ihren Emotionsstürmen errettet, der ihr hilft, Orientierung zu finden. Auch bei vielen Männern gibt es solche Wünsche. Oft nach einer »Mutter«, die ihnen den Rücken freihält, sie umsorgt, vergöttert und bedingungslos liebt.
Mit der Selbstaufgabe verliert man jedoch seine Integrität, sein Zentrum, sein »Ich weiß, wofür ich stehe«. Man bürdet dem anderen einen großen Batzen Verantwortung auf, nämlich die Verantwortung für die eigenen Emotionen. Lob, Anerkennung, Liebe, Wertschätzung werden im Außen gesucht, weil man sie sich nicht (mehr) selbst schenken kann. Eine Weile mag das gut gehen, doch mit der Zeit wird diese Form der Selbstaufgabe zum Problem. Das Gegenüber kann das Gewünschte nämlich nicht leisten! Niemand kann das leisten! Daher müssen wir es uns zur Aufgabe machen, uns erstens selbst zu finden und uns zweitens nie wieder zu verlieren.
Mit der Selbstaufgabe und dem Emotional-gerettet-werden-wollen sollte für

mich an einem bestimmten Punkt endlich Schluss sein. Deshalb habe mich selbst geheiratet. Aber lass es mich der Reihe nach erzählen. Mit meiner letzten Lebensgefährtin hatte ich ein Ritual gemacht. Wir haben Ringe gekauft, sie uns in einer Zeremonie angesteckt und uns committet: Wir versprechen uns, ein Jahr lang in dieser Beziehung zu sein. Egal, was passiert, wir bleiben dieses Jahr zusammen und schauen, ob es mit uns funktioniert. Nach zwölf Monaten setzen wir uns wieder zusammen, um zu sehen, ob wir für ein weiteres Jahr verlängern möchten oder ob wir auseinandergehen. Ich fand das schön. Ein klares Versprechen, aber nicht für immer und ewig. Doch dann ist diese Beziehung schon vorher auseinandergegangen. Das hat natürlich einen großen Schmerz in mir hervorgerufen. Ich stand plötzlich allein da – mit diesem wunderschönen Ring. Ich wusste nicht, was ich mit ihm anfangen sollte. Ich wollte ihn nicht mehr tragen, ich wollte ihn nicht wegschmeißen, ich wollte ihn aber auch nicht in irgendeine Schublade legen und da verstauben lassen. Und dann dachte ich mir: Warum brauche ich eigentlich jemand anderen für so ein Versprechen? Das kann ich mir auch selbst geben! Plötzlich war die Idee geboren, mich selbst zu heiraten. Und zwar mit einem großen Ritual, einer richtigen Zeremonie, mit Trauzeug:innen, an einem wunderschönen Ort. Ich habe den Ring gegen einen anderen getauscht, mir ein zauberhaftes Kleid gekauft, dazu Torte und Champagner. Es war ein großer Tag. Meine Trauzeug:innen haben meinen Schritt bezeugt, ich habe eine wunderschöne Rede bekommen mit dem, was mir wichtig ist, und dann habe ich mir vor den anderen Menschen mein Ja-Wort gegeben. »Ich stehe zu mir, in guten wie in schlechten Zeiten …« Aber auch: »Ich werde mich nie wieder verlassen.« Das hat einen großen Shift auf einer tieferen Ebene in mir gegeben. Da war plötzlich Selbstfindung, Selbstermächtigung und Power. Ich brauche niemand anderen. Ich habe mich und mit diesem Ring, den ich trage, bezeuge ich das.

» Ich bin überzeugt davon, dass man sich erst mal selbst lieben muss, bevor man eine andere Person lieben kann.

Sich selbst zu lieben sollte mindestens genauso wichtig sein, wie jemand anderen zu lieben. Deshalb auch die Idee der Selbsthochzeit. Auch wenn dieser Schritt ungewöhnlich ist: Du bist die wichtigste Person in deinem Leben. Die anderen können kommen und gehen, du bist immer da, du bleibst immer.

Eine Ehe mit sich selbst wird eine der wenigen Ehen sein, die ewig hält. Eine Scheidung von sich selbst ist nahezu ausgeschlossen. Ich kenne übrigens einige Menschen, die dieses Ritual gemacht haben, obwohl sie glücklich verheiratet sind. Es war ihnen wichtig, sich selbst noch mal ein deutliches Ja zu schenken. Ja, ich stehe zu mir. Ja, ich gehe für meine Träume. Ja, ich werde mich nie verlassen. Ja, ich bin bei mir in guten und in schlechten Zeiten. Das sind mächtige Sätze – die sich jeder Mensch selbst schenken kann. Egal, wie sein Beziehungsstatus ist. Jedes Mal, wenn ich den Ring ansehe, ist es eine kostbare, wunderschöne Erinnerung an diesen starken, selbstermächtigenden Schritt zu meinem neuen, selbstbestimmten Ich. (Die Selbsthochzeit wird übrigens staatlich nicht anerkannt, deshalb gibt es auch keine Steuervergünstigung.)

HEIRATE DICH SELBST

1. Überleg dir den groben Rahmen für deine Selbsthochzeit. Soll es eine große Zeremonie mit Trauzeug:innen, Torte und anschließender Party sein? Oder willst du es lieber still im kleinen Kreis zelebrieren?
2. An welchem Ort soll die Sologamie zelebriert werden? In der Natur? An einem Kraftort? Bei dir zu Hause?
3. Was brauchst du? Einen Ring? Ein tolles Kleid (in Weiß oder nicht?) oder einen Anzug, Haarschmuck, Schleppe, Blumenschmuck, Brautstrauß (soll der geworfen werden?), High Heels oder Barfuß, Kutsche, Torte (mit Anschneiden?), Geschenke, der Ring (oder ein Tattoo), Hochzeitsfotograf:in, Dinner, Party, Picknick? Der Kreativität sind keine Grenzen gesetzt. Fühl rein, was es braucht, was sich für dich gut anfühlt.
4. Dann geh die Zeremonie durch. Brauchst du Trauzeug:innen? Eine Hochzeitsrednerin? Was soll in deinem Gelübde gesagt werden? Was ist dir besonders wichtig? Schau, was dir individuell wichtig ist. Mir war im Gelübde wichtig zu sagen, dass ich mich nie wieder verlasse und in guten und schlechten Zeiten zu mir stehe. Ich wollte mir versprechen: Ich stehe zu mir, ich bin mir treu. Erst, wenn ich mir selbst dieses Committment gebe, dann kann ich es auch jemand anderem geben.

Die Sologamie war für mich ein extrem selbstermächtigender Schritt. Ein Symbol dafür, dass ich ein unabhängiger Mensch bin. Damit meine ich vor allem emotionale Unabhängigkeit. Ist es nicht herrlich kraftvoll, wenn man sich selbst heiraten, »bemuttern« und bedingungslos lieben kann? Wenn man auf sich selbst zu 100 Prozent stolz sein kann? Sich selbst den Rücken freihalten und sich auf Händen tragen kann? Du musst die Erfüllung dieser Bedürfnisse wirklich nicht ans Außen abgeben. Du selbst kannst sie dir nicht nur viel besser erfüllen, es ist in Wahrheit einfach auch dein Job. Wenn du weißt, wer du bist und wofür du stehst, ist das ein machtvoller Zustand.

» Vorwürfe sind oftmals versteckte Hinweise auf einen eigenen inneren Mangel. Dem nachzugehen hilft, einen Goldschatz zu bergen.

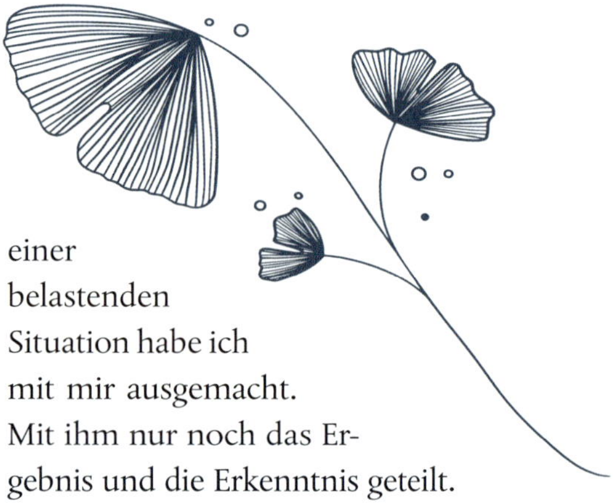

Die Wünsche, die ich von meinem Partner oder meiner Partnerin erfüllt haben will, sind für mich heute ein wichtiger Hinweis auf einen inneren Mangel. Ärgere ich mich zum Beispiel maßlos darüber, dass mein Partner mir nicht genug zuhört? Dann stellte ich mir die Frage: Höre ich mir selbst genug zu? Gibt es bei mir selbst eigentlich dafür einen Raum, ein Ritual, eine Übung? Ich habe angefangen, mir Raum für Spaziergänge zu schenken. Raum und Zeit für meine Gedanken, damit sie gehört, überlegt, abgewogen und die entsprechenden Gefühle dazu gefühlt werden können. Danach kam ich oft nach Hause und habe mit meinem Liebsten eine Tasse Tee getrunken und erzählt, was ich erkannt hatte und zu welcher Entscheidung ich gelangt bin. Den Prozess der Selbstfindung in einem Dilemma, einer Auseinandersetzung oder einer belastenden Situation habe ich mit mir ausgemacht. Mit ihm nur noch das Ergebnis und die Erkenntnis geteilt. Er konnte dann noch Feedback geben, musste aber nicht mal das. Dadurch war zwischen uns Raum für etwas anderes Wunderschönes, wir konnten ineinander gekuschelt eine neue Serie schauen oder die Zeit für inspirierende Gespräche nutzen.

Sobald ich massive Wünsche an meinen Partner habe, gehe ich dem nach. Verbirgt sich dahinter ein innerer Mangel und wenn ja, wie kann ich ihn auflösen?

Man wächst enorm daran und schreitet schnell auf dem Weg der Selbstfindung voran, wenn man es schafft, seine Bedürfnisse selbst zu befriedigen.
Durch die Selbstfindung fängst du immer mehr an, deine Bedürfnisse selbst befriedigen zu können. Du liebst dich selbst, du kümmerst dich um dich, du bist dir selbst die beste Freundin. Je besser deine Beziehung zu dir selbst ist, je nährender und erfüllter, je stärker und liebevoller, desto weniger musst du diese Bedürfnisse im Außen befriedigen oder befriedigt bekommen.

PRAXISBEISPIEL

Eine Kursteilnehmerin, eine People-Pleaserin, konnte in mehreren meiner Workshops lernen, ihre Grenzen wahrzunehmen, für sich zu gehen und geradezustehen. Sie hat das beharrlich geübt und es immer mehr verinnerlicht. Das hatte enorme Auswirkungen auf ihre Partnerschaft. Nachdem sie ein paar Wochen geübt hatte, reinzufühlen, wahrzunehmen, ihre Wahrheit zu sprechen, sich selbst zu finden und sich ihre Bedürfnisse zu erfüllen, konnte ich beobachten, wie sie immer mehr Sicherheit und Selbstvertrauen ausstrahlte. Später hat sie mir erzählt, wie sich durch ihre Selbstfindung ihre gemeinsame Sexualität verändert hat. Sie konnte viel besser ihre Grenzen aufzeigen und für ihre Bedürfnisse gehen. Ihr Partner war zuerst irritiert, hat sich aber darauf eingelassen. Beide können sich jetzt im Bett ganz neu begegnen, denn es haben sich neue Räume, Möglichkeiten und Chancen aufgetan.

Oftmals ist es so, dass ganz viel Selbstfindung und Verortung in Gesprächen stattfindet. Viele Menschen begreifen, während sie sprechen. Bei anderen reift das Begreifen in der Stille in ihnen und plötzlich gibt es ein neues Wissen. Diese Menschen vergessen jedoch schon mal, ihrem Lieblingsmenschen den neuen Status quo mitzuteilen. Ich rate meinen Kund:innen daher, regelmäßig Zwiegespräche zu führen, um sich zu erklären, sich zu begreifen oder um den neuen Stand der Dinge auszusprechen.

ZWIEGESPRÄCH

1. Beim Zwiegespräch[2] spricht eine Person fünfzehn Minuten und die andere hört zu. Dabei ist es wichtig, wirklich zuzuhören, den anderen zu sehen, den Raum zu halten und sich selbst, sein Ego rauszunehmen.
2. Der Zuhörer darf keine negativen Gesten machen wie Stöhnen oder Augenrollen, sondern ist ein neutraler Beobachter. Das Ego wird hintenangestellt.
3. Nach genau fünfzehn Minuten ist Schluss. Man bedankt sich und der andere darf fünfzehn Minuten ungestört reden, während ihm der Raum gehalten wird.
4. Danach geht man auseinander. Erst vierundzwanzig Stunden später tauscht man sich über das Gesagte aus.

EIGENVERANTWORTUNG

Der letzte Punkt für ein glückliches Selbst ist die Eigenverantwortung. Das bedeutet, sich selbst reflektieren zu können und Verantwortung für das eigene Tun zu übernehmen. Was habe ich dazu beizutragen, dass ich hier stehe? Dass die Situation so ist, wie sie eben gerade ist? Meistens suchen Menschen Antworten für das, was ihnen widerfahren ist, im Außen. Doch die Antwort liegt immer in ihnen. Statt in das Muster »Wegen dir …« oder »Du hast …« zu fallen, ist es besser, sich zu fragen: Was ist denn mein Anteil daran, dass es im Bett eine Flaute gibt? Dass es in der Beziehung kriselt? Dass wir uns so viel anschreien?

Wichtig ist dabei, sich die dahinterliegenden Gefühle anzusehen. Wenn ich zu einem Konzert mitkomme, obwohl ich nicht möchte, dann hilft es wenig, dem anderen die Schuld für einen vielleicht langweiligen, aber teuren Abend zu geben. Warum habe ich Ja gesagt, obwohl da ein Nein war? Welche Emotionen haben mich unter Druck gesetzt? Angst, dass mein Lieblingsmensch enttäuscht ist? Mich verlässt? Sauer ist?

Aber nicht nur für die Handlungen, sondern auch für das Nicht-Handeln (und

EIGENVERANTWORTLICH
SEIN BEDEUTET,
VERANTWORTUNG FÜR
DIE KONSEQUENZEN DER
EIGENEN HANDLUNGEN
ZU ÜBERNEHMEN.

die dahinterliegenden Gefühle) muss man unbedingt Eigenverantwortung übernehmen. Meinem Partner geht es schlecht, ich sehe das, sage aber nichts. Daraufhin kommt der Vorwurf: »Nie kümmerst du dich. Ich bin dir doch völlig egal.« Warum habe ich nicht nachgefragt? Was steckt hinter meiner Passivität?

Eigenverantwortung betrifft auch den Bereich Konsequenzen. Was kann ich morgens dazu beitragen, dass alle gute Laune haben? Lust auf den Tag haben? Gut starten? Das geht bis in den Bereich der persönlichen Einstellungen. Wer morgens denkt: »Blödes Wetter, immer kalt, voll doof!« und dementsprechend schlecht drauf ist, der darf in die Eigenverantwortung gehen und schauen, welchen Effekt seine miesepetrigen Gedanken und Gefühle auf ihn und sein Umfeld haben. Wer jedoch die Schuld nur bei anderen sucht, ihr Handeln kritisiert und sich herrlich darüber aufregt, der macht sich selbst zum Opfer. Er kann sich dann zwar im Glauben wiegen, keine Schuld zu haben, doch er gibt auch seine Macht und Einflussmöglichkeiten weg. Er wird machtlos und hilflos. Kein schöner Zustand.

» Es ist besser, sich nicht als Opfer der Taten anderer Menschen anzusehen.

Ich beobachte oft, dass die Unfähigkeit, in die eigene Verantwortung zu gehen, ein Abwehrmechanismus ist. Wenn wir nicht in die Eigenverantwortung gehen, müssen wir nämlich nicht zu unseren Fehlern stehen. Viele haben enorme Angst davor, Fehler zu machen. Doch Fehler sind etwas Natürliches. Gerade wenn wir etwas Neues lernen, gehören sie quasi dazu. Und auch sonst gilt: Niemand ist perfekt. Fehler passieren. Sie sind Chancen, Dinge neu zu betrachten. Doch weil man beispielsweise in der Schule für Fehler bestraft

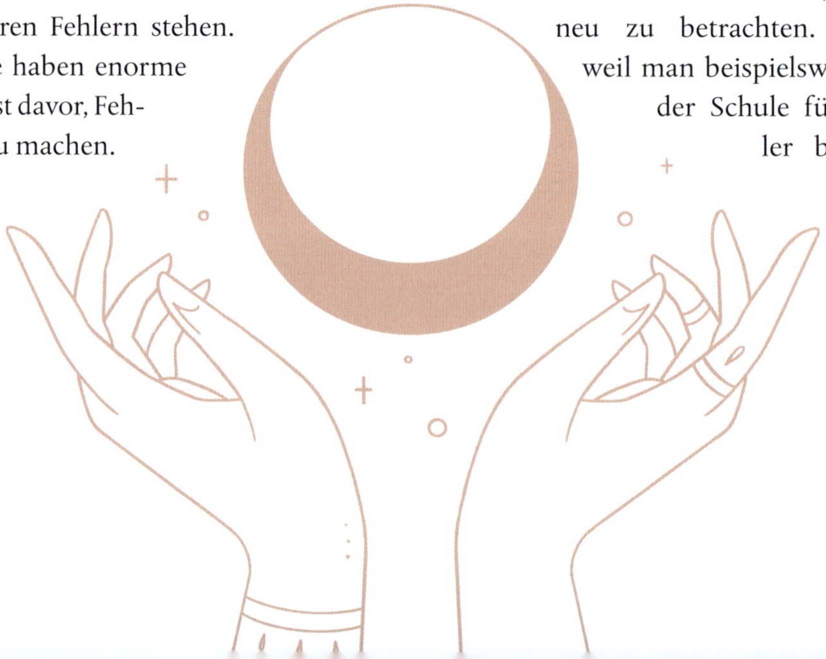

wurde, es schlechte Noten gab, man von den Eltern ausgeschimpft wurde, gibt es diese Angst vor Fehlern. Es fühlt sich daher oft sicherer an, die Verantwortung abzugeben und die »Schuld« bei jemand anderem zu suchen. Doch solange wir in der Opferrolle verharren, machen wir uns handlungs- und verbesserungsunfähig. Sobald wir in die Eigenverantwortung gehen, anfangen, zu Entscheidungen zu stehen und die Konsequenzen zu tragen, lösen wir uns aus dieser Dynamik und werden automatisch freier.

PRAXISBEISPIEL

Nehmen wir an, ein Partner hat keine Lust, die Schwiegereltern sonntags zu Kaffee und Kuchen zu besuchen. Er tat es aber trotzdem um des lieben Friedens wegen. Wieder einmal entflammt ein Streit mit den Schwiegereltern und man geht verärgert nach Hause. »Immer muss ich deine Eltern besuchen«, lautet dann der Vorwurf. Besser wäre es zu sagen: »Diesmal bin ich noch mitgekommen, aber es hat mir keinen Spaß gemacht. Die nächsten Male gehst du bitte allein hin.«

Es geht bei der Eigenverantwortung auch um Macht. Wer die Konsequenzen seines Tuns trägt und dazu steht, ist mächtiger als jemand, der die Schuld bei anderen sucht. Bei zweitem herrscht oft Ohnmacht, Hilflosigkeit und meist auch Wut vor. Mit der Eigenverantwortung nehmen wir uns unsere Macht zurück. Und hey, mal ehrlich: Macht ist sexy. Man hat sofort eine andere Ausstrahlung, ein anderes Auftreten. Man ruht in sich, ist autark – und auch nicht mehr so leicht manipulierbar. Nicht der Partner oder die Partnerin ist schuld, sondern es gibt Konsequenzen, zu denen steht man und mit denen dealt man eigenverantwortlich.

Häufig erlebe ich es, dass Menschen wegen der Kinder in einer unglücklichen Beziehung bleiben. Wenn man in einer scheinbar unauflösbaren Situation feststeckt, gibt es drei Möglichkeiten, damit umzugehen. Wichtig dabei ist, erst einmal zu lernen, mit Fehlern, Schuld, Unzulänglichkeiten und so weiter auf eine gesunde Art und Weise umzugehen: Also statt Schuld, Scham und Wut lieber Annahme und eigenverantwortliches Klären.

1. Du kannst lernen, die Situation zu verändern. Die Frage lautet: Was kann ich tun, damit es besser oder anders wird?
2. Du kannst in die Annahme gehen. Die Situation bewusst akzeptieren und vielleicht sogar lieben lernen.
3. Oder du verlässt die Situation.

Das ist natürlich immer leichter geschrieben als getan. Das ist mir durchaus bewusst. Doch aus meiner Erfahrung gibt es immer Spielräume, die man noch nicht entdeckt und genutzt hat. In seine Eigenverantwortung gehen und sich klar zu werden, dass man durchaus Gestaltungsmöglichkeiten hat, ist ein erster Schritt. Vielleicht hilft dir die nächste Übung, um mehr in die Akzeptanz zu kommen.
Damit das passieren kann, dürfen wir uns von der »Schuld« verabschieden. Wenn wir uns schuldig fühlen, dann machen wir uns klein. »Wenn ich das nicht getan hätte, dann würde …« Wir rutschen ab in Selbstvorwürfe und schneiden uns von der Liebe ab. Es erfolgt dabei eine Machtverschiebung. Wir werten uns ab und andere auf. Aus meiner Sicht ist es wichtig, einen anderen, einen gesunden Umgang mit Schuld zu lernen. Diese Übung kann dir dabei helfen:

SCHULD ANNEHMEN LERNEN

1. Jedes Mal, wenn du denkst, der andere hat Schuld, setzt du dich hin, nimmst Zettel und Papier und beantwortest drei Fragen.
   - Was habe ich dazu beigetragen?
   - Warum habe ich diese Situation kreiert?
   - Was ist das Geschenk darin?
2. Das Ergebnis kann im ersten Moment unangenehm sein, weil eine Wahrheit ans Licht kommt, die du nicht sehen willst. Doch wenn du die Situation dann mit diesem Wissen veränderst, wird es langfristig Besserungen geben, da mehr Klarheit, Wahrheit und Ehrlichkeit möglich ist.
3. Das Geschenk im Beispiel des Besuchs bei den Schwiegereltern könnte sein, dass du merkst: Ich bin total erschöpft, eigentlich will ich lieber zu Hause bleiben. Der Streit mit den Schwiegereltern entsteht nur, weil ich aktuell so dünnhäutig bin … Die Erkenntnis kann manchmal ganz einfach und verblüffend sein.

VERANTWORTUNG GANZ UMFASSEND

Aus der Eigenverantwortung entsteht mit der Zeit eine Verantwortung allem gegenüber und im besten Falle breitet sich diese Verantwortung in alle Lebensbereiche aus: sowohl im Beruf wie im Privatleben als auch im Schlafzimmer.

PRAXISBEISPIEL

Ein Paar zum Beispiel hat seinen ganz eigenen Umgang mit Verantwortung kreiert. Sie haben sich darauf geeinigt: Alles, was sie tun, machen sie nur, weil sie es selbst wollen. Zum Beispiel küsst die eine den andere nur, weil sie das gern möchte. Nicht weil sie glaubt, er braucht das. Darauf haben sie ihre Beziehung aufgebaut, doch dann kam das Aber: Der Mann hat seiner Partnerin einen Kaffee ans Sofa gebracht. Sie wollte aber gar keinen Kaffee und ließ ihn stehen, beachtete die Geste gar nicht. Er war daraufhin ganz vorwurfsvoll: »Du bist undankbar. Du hast ihn nicht mal angeschaut.«

Sie sagte: »Ich habe dich darum aber gar nicht gebeten. Ich wollte diesen Kaffee nicht. Du hast ihn mir gebracht, weil du es wollest.« Recht hat sie. Das war ein Aua-Moment für den Gebenden, der dachte, sie würde sich freuen. Bei mir im Coaching kam der dahinterliegende Wunsch zu Tage: Er wollte gesehen werden, anerkannt, geliebt, wertgeschätzt.

Das Beispiel zeigt sehr schön: Hinter dem Drama und dem Vorwurf steckt eine andere Wahrheit. Natürlich war es total nett von ihm gemeint, ihr einen Kaffee zu bringen, doch wenn sich daraus ein Drama entspinnt, dann lohnt es, tiefer zu schauen. Was wollte er mit dem Kaffee eigentlich bezwecken? Und ist sein Drama dann fair und gerechtfertigt? In vielen Alltagssituationen steckt etwas anderes hinter dem Offensichtlichen. Ein nett klingendes Kompliment, das aber eigentlich ein Angriff ist. Ein wohlwollender Ratschlag, der eigentlich übergriffig ist. Wir Menschen haben uns viele Tricks und Kniffe angewöhnt, um zu manipulieren. Oftmals sind wir uns dessen gar nicht bewusst, denn das Unterbewusstsein ist am Ruder und lässt uns einfach Sachen tun oder sagen.

» *Wir werden von Bedürfnissen gelenkt, derer wir uns oft nicht bewusst sind.*

Die meisten unserer Aktionen werden von ihm gelenkt. Der Satz »Who is it for« von Dr. Betty Martin hat mich zu folgender Übung inspiriert, mit der ich im Beruflichen und im Privaten viel arbeite, damit die wahre Motivation offenbar wird. Who is it for? Diese Frage ist für mich Gold wert. Sie deckt so einfach auf: Ist das, was ich tue, für dich oder für mich?

»WHO IS IT FOR?«

1. Schreib eine Situation auf, die dir selbst widerfahren ist, in der du etwas für jemanden getan hast und später enttäuscht warst, weil er sich nicht dankbar zeigte.
2. Stell dir die Frage: Für wen hast du es gemacht? Hör ehrlich in dich hinein. Für den anderen oder für dich?
3. Was hast du dir erwartet? Was erhofft? Um welches Bedürfnis ging es dabei?

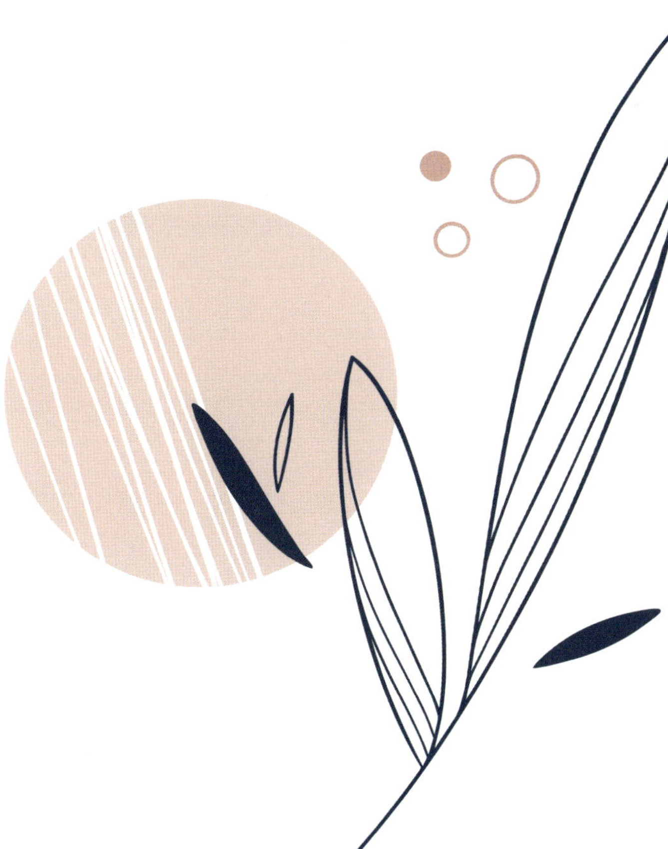

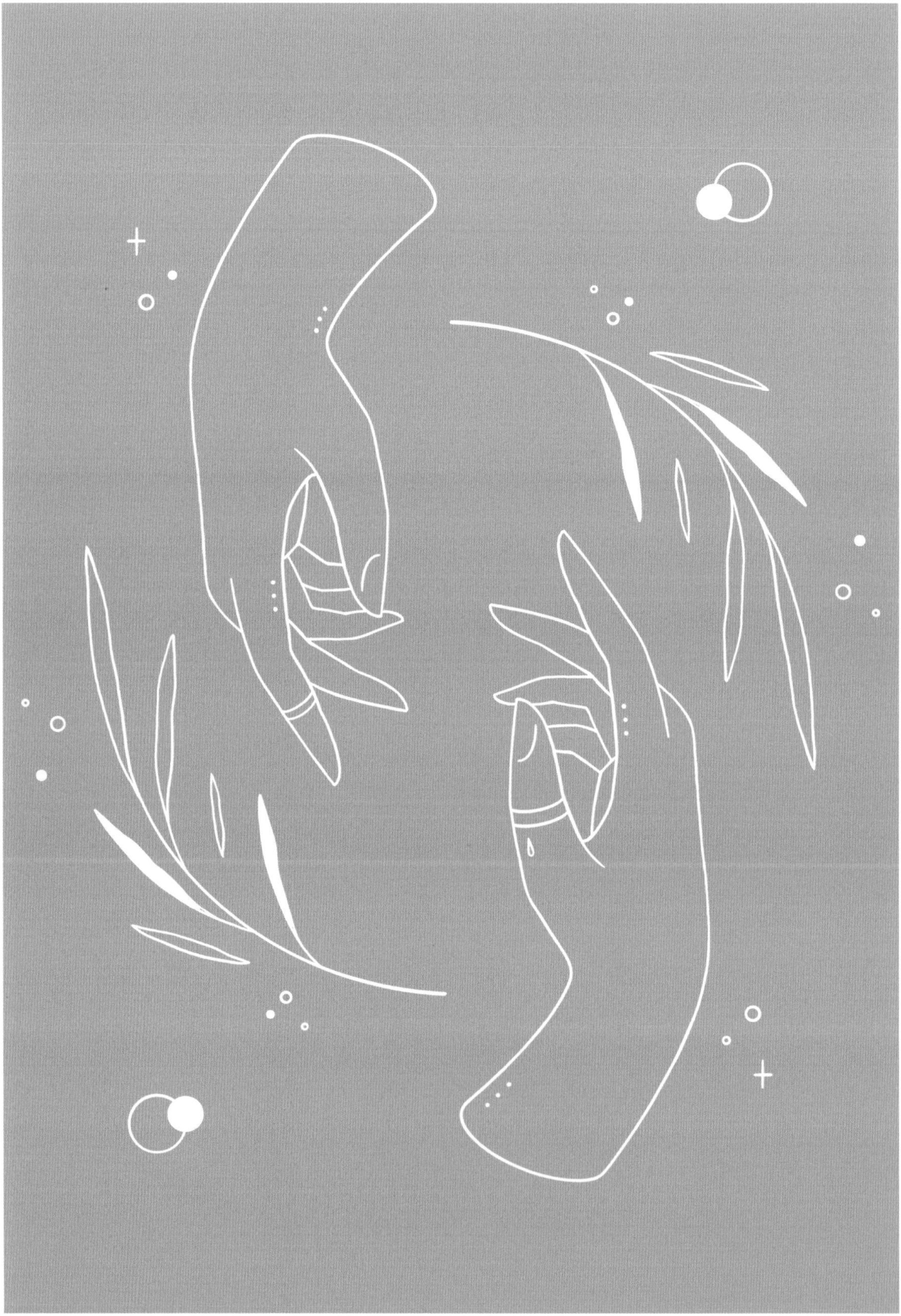

GRUNDBAUSTEINE EINER ERFÜLLTEN PARTNERSCHAFT. BASICS DES WIR

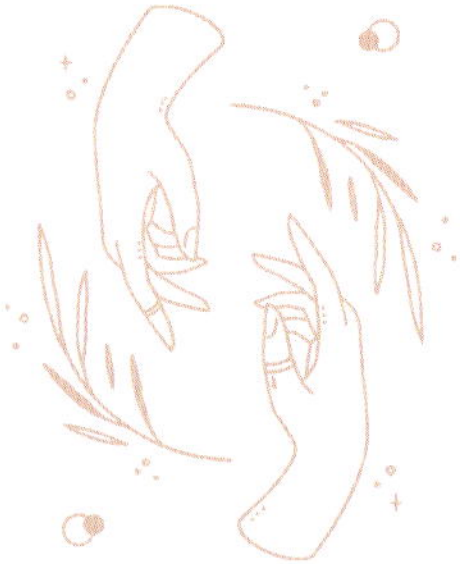

Im vorherigen Kapitel hast du erfahren, warum ein gesundes Selbst wichtig für eine erfüllende Partnerschaft ist. Du hast wichtige Bausteine wie Selbstfindung, Selbstermächtigung und Selbstwahrnehmung kennengelernt und viele Übungen an die Hand bekommen, damit du das neu erworbene Wissen mehr in dir verankern kannst. Noch mal zur Erinnerung:

» *Wenn man kein glücklicher Single ist, kann man auch in keiner Beziehung glücklich sein. Die Liebe zu dir ist entscheidend. Aus dieser Fülle heraus schöpft sich die Liebe für den oder die anderen.*

Welche Grundbausteine braucht es nun also, um eine erfüllte Partnerschaft zu führen? Wie schafft man es, bei sich zu bleiben und zugleich mit dem anderen verbunden zu sein? Wie gelingt es, im eigenen Zentrum zu sein, während die andere Seite vielleicht durch eine herausfordernde Zeit geht?
Vorneweg möchte ich kurz eine grundlegende Herausforderung in Partnerschaften aufzeigen. Oft erleben wir in einer Beziehung nämlich eine ähnliche Situation wie in unserer Ursprungsfamilie und geraten dadurch in eine Art emotionale Wiederholungsschleife unserer Kindheit. Aus meiner Erfahrung weiß ich, dass Ungeklärtes aus der Kindheit häufig in der Partnerschaft gespiegelt wird. Alte Muster, alte Konflikte, alte »Storys« treten zwischen den Liebenden auf. Dann sind zwar zwei erwachsene Menschen zusammen, aber auf einer tieferen Ebene begegnen sich zwei verletzte innere Kinder, die miteinander agieren. Deshalb lege ich jedem Paar nahe, auch am inneren Kind zu arbeiten, um zu schauen, welche inneren Anteile verletzt sind und Heilung brauchen. Wer an dieser Stelle tiefer gehen möchte, dem empfehle ich das Buch *Das Kind in dir muss Heimat finden* von Stefanie Stahl.

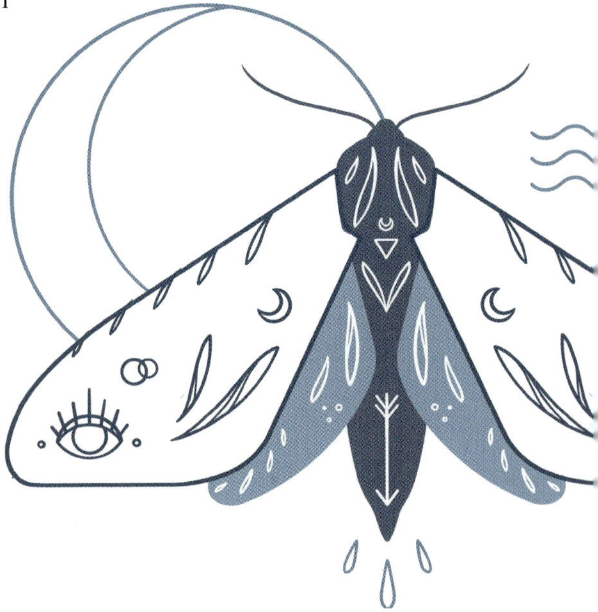

VERLETZLICHKEIT

Bei den Grundbausteinen für eine erfüllte Partnerschaft denkt man sofort an eine gute Kommunikation. Das ist richtig, doch aus meiner Praxis weiß ich, dass es ein noch viel stärkeres Tool gibt: Verletzlichkeit. Wenn sich jemand mit all seinen Gefühlen, Emotionen und seiner Verletzlichkeit zeigt, entsteht eine enorme Nähe und Verständnis. Verletzlichkeit, Aufrichtigkeit und Authentizität machen einen Menschen begreifbar. Man fühlt sich tief verbunden, wenn jemand sein Herz offenbart. Diese Verletzlichkeit sollte nicht nur im Alltag gelebt werden, sondern auch in der gemeinsamen Sexualität. Gerade hier ist es ganz wichtig, dass man lernt, sich zu offenbaren (wie das gelingen kann, erkläre ich dir im Kapitel »Intimität und erfüllte Sexualität«).

Wie du bestimmt weißt, ist es nicht immer leicht, sich mit seinen Emotionen zu zeigen und in seine Verletzlichkeit zu gehen. Zum einen setzen viele Menschen Verletzlichkeit mit Schwäche gleich. Dabei ist Verletzlichkeit eine absolute Superpower. Für mich ist der Augenblick, wo ich mir erlaube, mich in meiner Unsicherheit, Scham, Angst oder anderen unschönen Emotionen zu zeigen, sehr mächtig. Ich lasse in diesem Moment die Maske fallen und mache mich wirklich sichtbar.

Zum anderen könnte unser Gegenüber durch unsere Verletzlichkeit eventuell mit Schmerzen und Ängsten konfrontiert werden, die ihn überfordern. Die ihn vielleicht selbst triggern, traurig oder aggressiv machen. Doch um eine Partnerschaft lebendig zu halten, ist Verletzlichkeit ein ganz wichtiger Grundbaustein. Nur durch sie entsteht Wahrhaftigkeit. Nur durch sie wissen wir, woran wir beim anderen wirklich sind, wo der andere steht, was seine Wünsche und Sorgen sind. Auf diesem Weg entstehen Vertrauen, Sicherheit und eine tiefe Verbundenheit.

Doch Verletzlichkeit braucht sehr viel Mut. Es braucht eine große Portion Courage, um die Fassade fallen zu lassen, sich sichtbar und angreifbar zu machen. Man macht sich ja tatsächlich verletzlich, denn es gibt nun keine Schutzmauer mehr. Jede Verletzung, Verhöhnung, jedes lächerlich gemacht und ausgelacht Werden, geht nun voll rein. Dennoch ist Verletzlichkeit ein Grundbaustein in der Partnerschaft, denn nur mit diesem Mut, dieser Ehrlichkeit, dieser Transparenz gelingt eine lebendige Partnerschaft. Letztlich ist es auch Eigenverantwortlichkeit, denn wir nehmen durch die Verletzlichkeit ja Themen zu uns, anstelle den anderen dafür die Schuld geben zu wollen.

Verletzlichkeit ist wie ein Tor in eine bessere Welt. Wenn ich mir erlaube, in meine Verletzlichkeit zu gehen, dann werde ich weich. Dann werde ich berührbar. Ich erlaube mir, mich zu fühlen. Andere Menschen fangen an, mich zu fühlen. Weil ich mir erlaube, meine Emotionen zu fühlen, können mich auch andere viel besser wahrnehmen und spüren. Das finde ich übrigens superattraktiv. Viel anziehender als Menschen, die immer ihre Fassade aufrechterhalten und »cool« sind.

Menschen, die die Superpower Verletzlichkeit nicht besitzen, haben die Tendenz, Dinge zu übergehen. Sie fühlen sich zum Beispiel unsicher und statt in das Gefühl hineinzugehen, reden sie immer schneller, gehen jemanden aus dem Weg oder tun so, als ob sie die Sache nichts anginge. Um die Unsicherheit nicht zu fühlen, werden sie hart. Statt in ihre Verletzlichkeit zu gehen, wählen sie die Coolness. Das Gegenüber spürt die Härte, die Kälte oder die Ablehnung und reagiert wiederum mit Kälte, Ablehnung oder Abwehr darauf. Ein Teufelskreis entsteht.

Erlauben wir uns, in unsere Verletzlichkeit zu gehen, dann fühlen wir unsere Unsicherheit und können sie artikulieren. Wir fangen an, uns zu öffnen, und das hat meistens den Effekt, dass das Gegenüber ebenfalls seine Verletzlichkeit wahrnehmen kann. Ein offenes Herz wärmt eben stets auch andere Herzen auf und ein neues, offenes, stressfreieres Miteinander wird möglich.

Die folgende Übung kannst du mit deinem Partner oder deiner Partnerin machen und dabei nachspüren, wie sich Offenheit und Verletzlichkeit anfühlen.

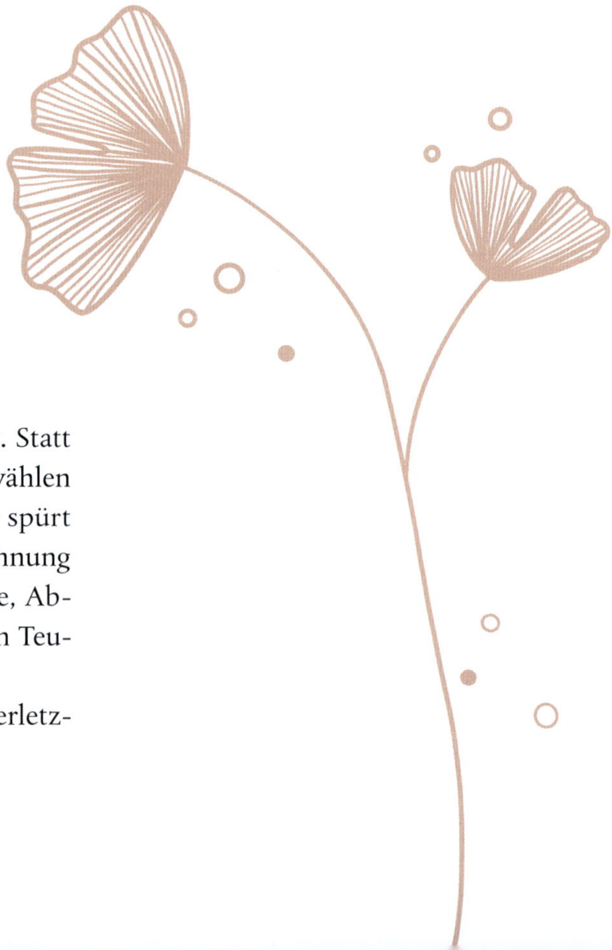

GENITAL GAZING

1. Eine(r) von euch setzt oder stellt sich nackt hin. Die Beine werden gespreizt. Der oder die andere nimmt sich fünfzehn Minuten Zeit, um Penis und Hoden beziehungsweise Vulva anzusehen. Es gibt keine Berührung, keine Kommentare, nur Beobachtung.
2. Die beobachtete Person fühlt ebenfalls in sich hinein und schaut, was der Prozess mit ihr macht.
3. Am Ende bedankt man sich beieinander in Liebe und Wertschätzung und geht in einen Austausch.
4. Es ist möglich, diese Übung nur einseitig zu machen oder im Anschluss die Rollen zu tauschen.

VERLETZLICHKEIT DURCH FREUDE

Wie gesagt, in unserer Gesellschaft ist Verletzlichkeit noch keine fest etablierte Superpower. Mit ihr werden meistens die niedrig schwingenden Emotionen wie Scham, Wut oder Trauer in Verbindung gebracht, die man nicht zeigen möchte. Doch auch hochschwingende Energien wie Freude, Übermut, Glückseligkeit werden oft versteckt. Mir ist das vor ein paar Jahren aufgefallen, als ich über einen langen Zeitraum unglaublich glücklich und wahnsinnig gut gelaunt war. Ich habe den ganzen Tag vor mich hin geträllert, habe auf der Straße gesungen, gestrahlt und bin quasi über den Bürgersteig geschwebt. Doch jedes Mal, wenn mir jemand entgegenkam, bin ich plötzlich still geworden. Bis ich irgendwann realisiert habe: Ich verstecke gerade meine große Freude vor anderen Menschen. Ich hatte tatsächlich Angst davor, für mein Glücklichsein verurteilt zu werden.

In unserer Gesellschaft und auch in unseren Beziehungen ist eigentlich nur ein schmales Emotionsspektrum erlaubt. Auf die Frage »Wie geht es dir?« kommt entweder »Mir geht es gut« oder »Na ja, geht gerade nicht so«. Das war's. Doch: »Ich bin total gut gelaunt. Ich bin total ekstatisch. Ich bin voll in meiner Freude. Ich bin total in meiner Lust …« überfordert unsere Partner:innen und Mitmenschen oftmals. Manchmal haben wir regelrecht ein schlechtes Gewissen, dass es uns super gut geht, während es zum Beispiel der Partnerin elend geht. Wir zeigen unsere Freude über einen gelungenen Projektabschluss nicht, weil der Partner nicht happy auf seiner Arbeit ist. Wir erzählen nicht, dass wir eine Gehaltserhöhung bekommen haben, weil unser Kumpel gerade Geldnöte hat. Das heißt, wir passen uns der niedergeschlagenen Stimmung des anderen an. Im übertragenen Sinne steigen wir »hinunter« in dessen dunkle Höhle. Doch was wäre, wenn wir das nicht tun? Wenn wir den anderen einladen, zu uns hinaufzusteigen und sich mit uns zu freuen? Denn dem anderen ist nicht wirklich geholfen, wenn wir mit ihm leiden und »weniger« zeigen, als wir gerade fühlen.

Schon unsere Kinder sollen meist »weniger« sein. Weniger laut, weniger wild, weniger ausgelassen, weniger verrückt, weniger wütend. Ich sehe das Ergebnis dann bei »gut erzogenen« erwachsenen Menschen in meiner Praxis. Frauen nehmen sich oft als »zu viel« wahr. Zu wild, zu frei, zu aufmüpfig, zu ehrlich. Oder als zu wenig, zum Beispiel zu wenig brav, genügsam, weiblich oder zu wenig planbar, gleichförmig, beständig, sogar zu wenig »muttrig« habe ich schon gehört. Während Männer kaum Zugang zu ihren Emotionen haben. Der Kontakt zu ihrer Gefühlswelt und ihrem emotionalen Ausdruck ist oftmals ganz durchtrennt worden.

Doch gerade in der Partnerschaft ist es unheimlich wichtig, sich seiner Superpower Verletzlichkeit gewahr zu werden. Überschäumende Freude ist sexy, aber auch, wenn wir uns verletzlich und authentisch zeigen. Wenn beide Partner mehr und mehr in die emotionale Blüte kommen und all ihre Gefühle zulassen, werden sie zu einem Feuerwerk.

ÜBERSCHÄUMENDE FREUDE

1. Beobachte dich selbst. Wie gehst du mit starken, positiven Gefühlen um? Warum tust du das in dieser Weise? Wovor fürchtest du dich?
2. Finde im nächsten Schritt einen Ausdruck für deine starke positive Energie. Lass zu, was gerade kommt: Auf der Straße singen? Im Hof tanzen? Alle Freund:innen anrufen? Auf Social Media posten?
3. Tue es. Zeig dich. Es ist wunderbar, in überschäumender Freude zu sein und zu merken: Es ist gut so.

EHRLICHKEIT

Ehrlichkeit ist die Schwester der Verletzlichkeit. Beide kommen Hand in Hand und bilden ein starkes Fundament für eine nährende Partnerschaft, denn Ehrlichkeit schafft Vertrauen, und wo Vertrauen ist, entsteht Sicherheit. Und da, wo ich mich sicher fühle, kann ich auf ganz tiefer Ebene loslassen, mich zeigen, mich ausprobieren, Neues erkunden.

Doch nicht nur die Ehrlichkeit zum Gegenüber ist wichtig, sondern auch die Ehrlichkeit zu sich selbst. Wenn es zum Streit kommt oder etwas schiefgelaufen ist, frage dich immer auch: Was ist dein Anteil daran? Sei ehrlich mit dir, selbst wenn es schmerzhaft oder peinlich ist. Durch diese Ehrlichkeit stößt man oft auf verborgene Muster, blinde Flecken und Glaubenssätze, die man dann transformieren kann – und das führt zu einer nachhaltigen Verbesserung der Liebesbeziehung.

Ehrlichkeit ist eng an Eigenverantwortung gekoppelt.

Oft sind wir anderen gegenüber aus Höflichkeit nicht ehrlich. Wir halten die Wahrheit zurück, um nicht zu enttäuschen oder aus Angst vor den Konsequenzen. Sind wir nicht ehrlich, verlagert sich jedoch das Problem. Im Folgenden will ich dir anhand von zwei Beispielen genauer zeigen, was ich damit meine.

PRAXISBEISPIEL

In meiner Praxis war ein Kunde, der die gesamte finanzielle Last der Familie allein stemmte, doch er konnte sich und den anderen nicht eingestehen, dass er erschöpft, überfordert und auf dem Weg in ein Burn-out war.

Seine Libido war erloschen, deshalb hatte er mich aufgesucht. Seine Unehrlichkeit sich selbst gegenüber hatte sich auf ein anderes Feld, nämlich den Sex, verlagert – und führte dort zu großer Unsicherheit in seiner Beziehung. Seine Frau fühlte sich ungesehen, ungeliebt und nicht mehr begehrenswert. Seine Lustlosigkeit knabberte an ihrem Selbstwert.

PRAXISBEISPIEL

Rosa sagte ihrer Partnerin Loretta nicht, dass sie nicht mit zu einem Familienbesuch will. Sie hatte vor dem Termin schlechte Laune, war gereizt und streitsüchtig. Bei einem Krach warf sie Loretta vor, dass diese nie mit ins Theater geht. Darüber entbrannte so eine hitzige Diskussion, dass über Tage der Haussegen schief hing. In meiner Praxis stellte sich dann heraus, dass es eigentlich um das Treffen mit der Verwandtschaft ging. Rosa agierte nach dem Motto: »Ich springe hier über meinen Schatten und komme zu dem Treffen mit, daher erwarte ich von dir, dass du das Gleiche mit dem Theaterbesuch machst.« Hätte Rosa ehrlich gesagt, was sie über das Date mit der Family denkt und was sie im Gegenzug dafür erwartet, hätten sie und Loretta offen reden, verhandeln und eine Lösung finden können, mit der beide glücklich sind.

UNEHRLICHKEITEN MACHEN
UNGLÜCKLICH. UND ZWAR
AUF BEIDEN SEITEN.

Menschen sind Weltmeister im Aushalten. Sie halten es aus über Tage hinweg übellaunig zu sein; wegen finanzieller Überforderung ins Burn-out zu rutschen oder sie halten eben das Date mit den Verwandten der Partnerin aus. Sie halten das alles aus, um ihren Lieblingsmenschen oder sogar sich selbst nicht zu enttäuschen oder sich nicht zu

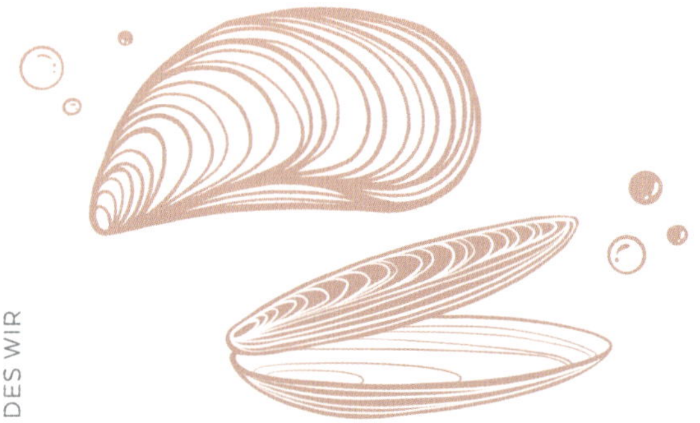

streiten. Sie haben Angst vor Trennung, Zurückweisung und Wutanfällen. Vielleicht wäre es aber besser, die wütenden oder traurigen Gefühle des anderen auszuhalten – und für sich und seine Wahrheit zu gehen? Wir dürfen wieder lernen, ehrlich zu sein, anstatt immens viel Energie auf falschen Schauplätzen zu verlieren. Es braucht enorm viel Kraft, sich zusammenzureißen, runterzuschlucken und seine Bedürfnisse zu ignorieren, und es verspielt auch die Möglichkeit, sich authentisch zu zeigen, als Paar zu wachsen und ein gemeinsames Leben zu entwickeln, in dem beide happy sind. Stattdessen fangen wir an:

- in Konstrukte reinzugehen,
- in Storys reinzugehen,
- mehr zu streiten,
- aus dem Kontakt zu gehen,
- reaktiver zu werden,
- Vorwürfe zu machen,
- biestig zu werden,
- krank zu werden,
- fremdzugehen.

Ehrlichkeit zu sich selbst und zum anderen ist enorm wichtig. Zu Beginn ist es vielleicht noch etwas schwierig, aber mit einer guten Einleitung wird es vielleicht einfacher.
Vielleicht helfen dir die folgenden Formulierungen, einen guten Einstieg in euer Gespräch zu finden:

- »Darf ich ehrlich sein?«
- »Kann ich ganz direkt sein?«
- »Es fällt mir nicht so leicht, das zu sagen …«
- »Ich habe Angst, dich zu verletzen …«
- »Ich habe Angst, dich zu enttäuschen …«
- »Ich weiß, dass dir das enorm wichtig ist, aber wenn ich tief in mich hineinfühle …«
- »Können wir darüber offen reden?«
- »Ich weiß nicht, ob ich die richtigen Worte finde. Bitte sieh es mir nach, wenn das jetzt ein bisschen holprig kommt …«

ICH ZEIGE MICH

1. Teile mit deinem Gegenüber etwas, das du herausfordernd findest. Ein Geheimnis oder etwas anderes, das du nur schwer teilen kannst.
2. Die zuhörende Person nimmt es mit einem offenen Herzen auf, mitfühlend, empathisch. Wichtig ist, kein Feedback zu geben, nicht in ein Coaching reinzugehen, keinen Verbesserungsvorschlag zu machen und nicht in einen Vorwurf zu gehen, sondern nur anteilnehmend zuzuhören.
3. Jeder bekommt acht Minuten für sein Sharing.
4. Am Ende bedankt ihr euch in Liebe und Respekt beieinander und geht eventuell in einen Austausch.

WERTSCHÄTZUNG

Neben Verletzlichkeit und Ehrlichkeit gibt es eine weitere Superpower für Partnerschaften: Wertschätzung. Wir haben leider eine Kultur, die das Augenmerk darauf richtet, was nicht funktioniert. »Jetzt warst du wieder nicht pünktlich!« »Jetzt hast du die Wäsche wieder nicht weggeräumt!« Und so weiter. Dabei wird gern mal übersehen, dass der andere schon fünf Mal die Waschmaschine ausgeräumt oder die Kinder zur Kita gebracht hat. Wir haben die Tendenz zu denken, dass Glas sei halb leer. Wie wäre es, wenn wir stattdessen denken: Wow, das Glas ist halb voll! Wenn wir unser Mindset dahingehend verändern, ist mehr Weichheit und mehr Sanftheit in unseren Worten und der andere fühlt sich gesehen.

» Jede:r will gesehen werden, für das, was er tut und was er ist. Und zwar in Respekt und Wertschätzung.

Gesehen zu werden, ist ein tiefer Wunsch von uns allen. Und oft auch die beste Medizin. Wenn ich sage »Danke, dass du fünf Mal die Spülmaschine ausgeräumt hast«, hat das einen anderen Effekt als: »Du hast schon wieder die

Sachen nicht in die Spülmaschine geräumt, obwohl du Zeit gehabt hättest. Immer muss ich das machen und du machst nie was.«

In einer Partnerschaft ist es wichtig, das Positive und Wertschätzende zu kultivieren. Daher vergegenwärtige dir immer wieder, was der andere Tolles getan hat, und integriere Lob, Dankbarkeit und Wertschätzung in den Alltag.

- »Danke, dass du heute noch einkaufen warst.«
- »Danke, dass du früher von der Arbeit los bist, um das Kind abzuholen, damit ich meinen wichtigen Termin wahrnehmen kann.«
- »Danke, dass du den Abendbrottisch gedeckt hast.«
- »Danke, dass ich mich mit dir so wohlfühlen kann.«

PRAXISBEISPIEL

Auch dazu ein Beispiel: In meine Praxis kam Omar. Seine Beziehung war in keinem guten Zustand. Ständig machten seine Partnerin und er sich Vorwürfe und waren überhaupt nicht mehr gut aufeinander zu sprechen. Während unserer Zusammenarbeit sah Omar immer mehr, wie viel seine Partnerin in Wahrheit für ihn und die Kinder tat. Er überraschte mich eines Tages mit der Idee, sie drei Monate lang so zu behandeln, wie er behandelt werden wollte. Er fing sofort damit an. Er lobte sie. Er hielt ihr den Raum, wenn sie wütend war und sich auskotzen wollte. Wenn sie Kritik an ihm übte, hörte er ihr zu. Er dachte darüber nach und nahm an, was wirklich in seiner Verantwortung war. Seine Partnerin reagierte sofort auf die Veränderung. Sie entspannte sich, wurde offener und fröhlicher. Schließlich fing auch sie an, sich zu bedanken, ihn und seine Leistungen zu sehen und wertzuschätzen. Ihre Beziehung entspannte sich und nach drei Monaten haben sie sich neu ineinander verliebt.

Jemanden zu loben ist das Erfolgsrezept. Normalerweise sind wir mit Lob und Zuspruch im Alltag eher zurückhaltend. Dabei kann man damit viel mehr erreichen als mit Vorwürfen und Schimpfen. Wenn du Lust auf eine solche Veränderung bekommen hast, könnte auch die folgende Partnerübung etwas für dich sein.

WERTSCHÄTZUNGSSPIEL

1. Fünf Minuten lang zählt die eine Person auf, was sie an der anderen liebt, wertschätzt und bewundert.
2. Wichtig: Während sie spricht, hört das Gegenüber nur zu und sagt nichts. Es versucht, das Gesagte ganz tief in sich eindringen zu lassen, richtig darin zu baden.
3. Dann spricht die andere Person fünf Minuten lang ebenso darüber, was sie am Partner, der Partnerin liebt, wertschätzt und bewundert.
4. Zum Schluss bedanken sich beide in Liebe und Respekt. Falls von beiden gewünscht, kann es nun einen Austausch geben.

ABGRENZUNG

Wir haben in diesem Buch schon häufiger über Grenzen gesprochen, da sie für ein autarkes Ich enorm wichtig sind. Um diese selbstbestimmte Person zu sein und bleiben zu können, sind Grenzen das A und O. Wenn es nicht gelingt, gesunde Grenzen zu ziehen, dann führt das zu vielen Schwierigkeiten, von denen ich einige hier noch mal kurz aufführen will:

Wenn der eine Partner seine Grenzen nicht klar formuliert, übernimmt der andere oft diese Funktion. Ein Beispiel: Die Partnerin ist erschöpft, lädt aber zum Weihnachtsessen ein, weil sie von ihren Eltern dazu gedrängt wird und nicht Nein sagen kann (sie setzt keine Grenzen). Der Partner ist wütend, untersagt es ihr (um sie und sich zu schützen) oder unterstützt sie (obwohl er nicht will). Er übernimmt also Verantwortung für ihr Wohlergehen, weil sie es nicht tut.

Anderes Beispiel. Sie will tanzen gehen und fragt, ob er mitkommt. Er sagt Ja, aber ist dabei mürrisch, hat die Hände vorm Körper verschränkt und sagt: »Na gut, wenn du willst, dann komme ich eben mit.« Er sendet »mixed Signals«, sagt Ja, meint aber eigentlich Nein. Nun ist es an ihr, für ihn eine Entscheidung zu treffen und zu sagen: »Ich sehe, du willst eigentlich nicht mitkommen. Ist schon in Ordnung, ich frage meine

Freundin.« Sie muss quasi für ihn mitdenken und eine Entscheidung treffen, weil er es nicht tut.
Menschen ohne Grenzen weigern sich oft, Verantwortung für die eigenen Fehler zu übernehmen. Sie schieben sie von sich weg, um Vorwürfen zu entgehen. Das führt dazu, dass sie zum Opfer werden (die Verantwortung für das Unglück im Leben wird nicht übernommen) und dass der andere die Rolle des Retters einnimmt (derjenige, der gern die Verantwortung für die Probleme anderer übernimmt). Oft treffen sich Opfer und Retter in einer Beziehung. Einer, der keine Verantwortung übernimmt, und einer, der gebraucht werden will, um damit den eigenen Durst nach Liebe zu stillen.
Wenn wir Dinge nur um »des lieben Friedens« wegen tun, macht uns das unglücklich und unzufrieden. Die negativen Gefühle platzen dann an anderer Stelle aus uns heraus und unser Gegenüber ist dann oft von der Heftigkeit überrascht.
Grenzen sind unglaublich individuell. Sie ergeben sich aus den persönlichen Lebenserfahrungen und sind von Mensch zu Mensch unterschiedlich. Grenzen müssen daher auch weniger verstanden, als viel mehr akzeptiert werden. Es ist wichtig zu verstehen, dass Grenzen zu setzen nicht nur dein Grundrecht ist, sondern auch ein wichtiges Instrument der Selbstachtung. Wenn du das verstanden hast, kannst du es leichter lernen.

NEIN SAGEN ÜBEN (RUNDE II)

1. Übe im Alltag immer wieder, nur Nein zu sagen. Nichts außer Nein. Keine Rechtfertigung, keine Erklärung. Du sagst also nicht: »Nein, weil …« oder »Nein, aber …«, »Gerade nicht …« oder »Vielleicht später«. Ein einfaches und klares Nein genügt.
2. Wie fühlt es sich an? Ist es vielleicht unangenehm? Kannst du Nein sagen, ohne dich schuldig zu fühlen und ohne eine emotionale Ladung mitzuschicken? Fühlt es sich bei unbekannten Menschen anders an als bei nahestehenden?
3. Wie reagieren deine Mitmenschen auf dein Nein? Was ändert sich, wenn du mehrfach ein klares Nein ausgesprochen hast?

TALK TO ME. KOMMUNIKATIONSKULTUR

Ich will dir mal ein Negativbeispiel von einer mangelhaften Kommunikationskultur geben. In vielen meiner Beziehungen wollte ich mich bloß mitteilen. Ich wollte sagen, wo ich gerade stehe, was ich fühle und was bei mir gerade passiert. Ich wollte damit lediglich gesehen und wahrgenommen werden, es sollte keine große Reaktion geben, sondern nur ein: »Okay, alles klar. Danke für die Info.« Die Reaktion meines Partners war jedoch alles andere als das. Er entgegnete oft: »Ich will das gar nicht diskutieren. Ich will mit dir in keinen Streit kommen.« Ich war sehr überrascht, denn weder Streit noch Diskussion waren das, was ich wollte. Wie seine Reaktion unsere Beziehung beeinflusst hat? Ich habe nach einigen Malen meinen Mund gehalten, damit es nicht zu Konflikten kommt. Zu denen kam es dann natürlich trotzdem, weil mein Liebster gar nicht wusste, was bei mir gerade abging. Der Konflikt kam lediglich zeitverzögert oder an anderer Stelle zutage.

Zu einer guten Kommunikationskultur gehört Feedback. Die Möglichkeit, den anderen zu informieren, was gerade bei einem los ist.

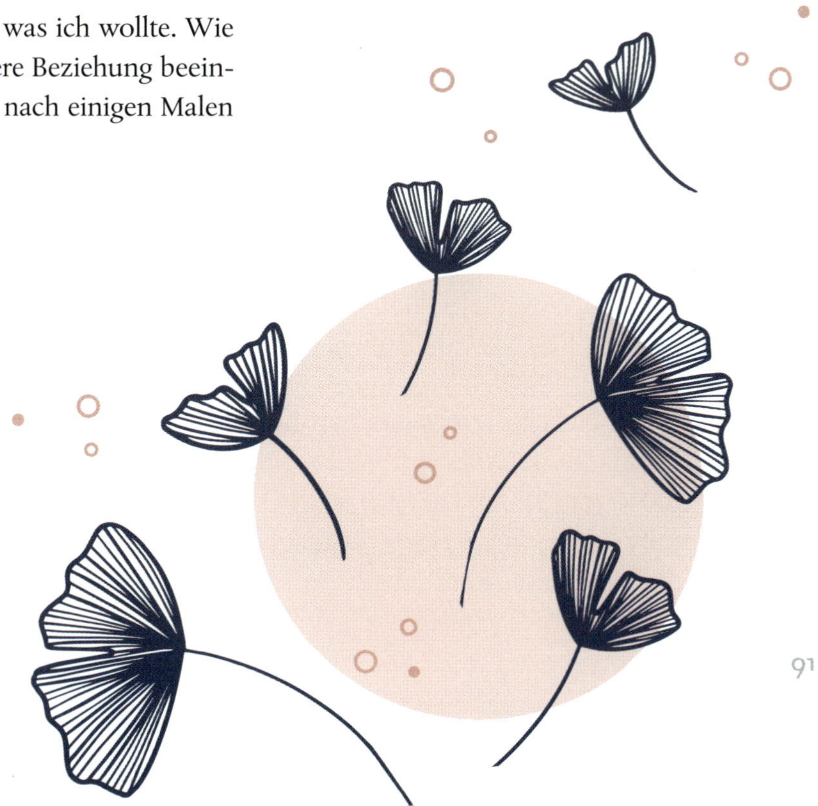

PRAXISBEISPIEL

Dazu noch ein Beispiel: Theodora und Luigi stritten viel. Sie waren bei mir in der Praxis, weil sie mit der ewigen Zankerei aufhören wollten. Sie erzählten, dass sich die Streits an Kleinigkeiten entzünden.
Luigi sagte beispielsweise: »Du hast schon wieder Sachen im Kühlschrank verrotten lassen. Das macht mich total wütend.« Theodoras Reaktion »Dann kümmer dich doch selbst drum« war noch eine der harmloseren. Doch eigentlich wäre es besser, sie würde sagen, wo sie steht und was seine Aussage mit ihr macht. Vielleicht sagt Theodora das nächste Mal: »Boah, das fährt jetzt echt rein bei mir. Ich gehe da sofort in den Angriff und fahre meinen Stachel aus. Sag mal, wäre es dir möglich, deine Kritik an mir anders zu formulieren, sodass ich sie besser annehmen kann?«

Gerade wenn es zu Streit kommt, geht es häufig um die Schuldfrage. Es geht um Schuldige und Unschuldige, Täterin und Opfer, Gewinnerin und Verlierer. Diese Art der Kommunikation schafft aber kein Verständnis. Im Gegenteil: Sie schafft Fronten und eine Kluft. Wenn man jedoch aufhört, die Schuldfrage klären zu wollen, sondern eher Verständnis erlangen möchte, gehen neue Türen auf. Dann ist man raus aus Richtig-Falsch und auch aus Täter-Opfer. Man ist beim Kern der Kommunikation: Zuhören und Verstehen.
Aus meiner Erfahrung heraus haben meist beide Partner ihre guten Beweggründe, warum sie so gehandelt haben, wie sie es eben haben. Luigi möchte keine Lebensmittel wegschmeißen und Theodora wollte zwar kochen, musste sich aber dann um die Kinder kümmern, weil Luigi Extraschichten auf der Arbeit übernommen hat. Jeder versucht, stets sein Bestes zu geben und möchte das Beste erreichen. Eine verständnisvolle und wertschätzende Kommunikationskultur ist in einer Partnerschaft eine wichtige Grundlage. Sie schafft Verständnis und baut Brücken zwischen zwei Menschen. Schau dir mal diese möglichen Fallen in der Kommunikation an, um sie bei euch leichter zu identifizieren (und abzuwenden):

- Vorwürfe und Du-Sätze
- nörgelnder Ton
- verletzend und übergriffig kommunizieren

- manipulierend reden
- Wut und Aggression, die einschüchternd wirken
- falsche Rücksichtnahme, weil man niemanden verletzen will
- Angst, etwas Falsches zu sagen
- viele Forderungen
- sich sofort angegriffen fühlen
- ins Opfer fallen: »Immer mache ich alles falsch.«
- aneinander vorbeireden
- sich nicht verstehen

Oft geraten wir in eine große Wut im Gespräch mit dem Partner oder der Partnerin. Wut ist aber meist nur der Türsteher, dahinter verbergen sich Gefühle wie Schmerz, Zurückweisung, Angst vor dem Verlassen werden, Schuld, Scham, Minderwert, Unsicherheit und viele mehr. Deshalb ist es wichtig, erst mal die Wut verrauchen zu lassen. Das kann ein paar Sekunden dauern, manchmal aber auch zwanzig Minuten, in seltenen Fällen sogar ein paar Tage. Sobald der Türsteher zur Seite tritt, besteht die Möglichkeit, die eigentlichen Hauptakteure zu sehen und zu fühlen. Sei ehrlich zu dir in Bezug darauf, was du in Wahrheit fühlst. Enttäuschung? Zurückweisung? Angst? Wenn du das eigentliche Gefühl gefunden hast, dann zeig dich deinem Partner damit. Wenn wir es schaffen, ehrlich zu sein, uns in dieser Verletzlichkeit zu zeigen und aus der heraus zu sprechen, dann öffnet sich meiner Erfahrung nach fast immer auch das Gegenüber, bringt sein Herz ein, hört zu, fühlt mit … und etwas Neues wird möglich.

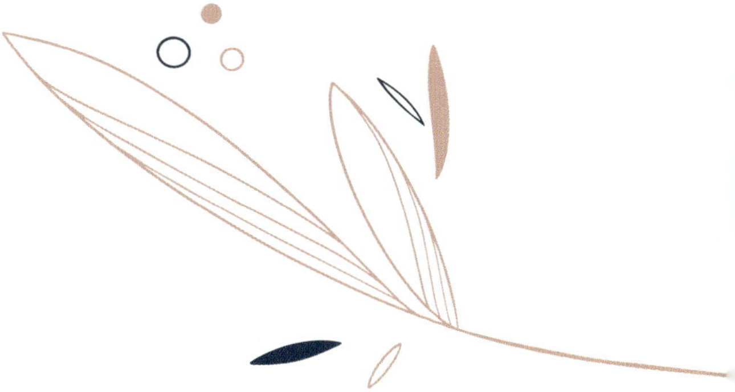

Bei Wutanfällen helfen ein paar simple Tricks:

- *Atme ein, atme aus. Schenk dir dreißig Sekunden lang bewusstes Atmen. Lass dabei das Gefühl der Wut aufsteigen und durch dich hindurchfließen.*
- *Wenn das nicht reicht, dann bitte um ein paar Minuten Auszeit, um deine Gefühle zu sortieren.*
- *Wenn das noch nicht reicht, dann verlass den Raum und kündige das wertschätzend an: »Wir kommen so nicht weiter. Ich geh jetzt raus. Wir sprechen weiter, wenn wir wieder liebevoll miteinander reden können.«*

WIE GELINGT DIE KOMMUNIKATION?

Damit eine gute Kommunikationskultur etabliert werden kann und nicht im Strudel von Emotionen, Vorwürfen, Schuldfragen und Wut untergeht, helfen bestimmte Tools:

- Verletzlichkeit ist eine wichtige Basis für eine gute Kommunikation. Meine Erfahrung ist: Wenn wir aus der Verletzlichkeit heraus sprechen und mit offenem Herzen kommunizieren, dann sorgt das sehr schnell für Verständnis.
- Ehrlichkeit ist das A und O in einem Gespräch. Wenn wir ehrlich mit uns und dem anderen sind, dann liegen alle Karten auf dem Tisch und man findet sehr schnell die passende Lösung, mit der man weiter agieren kann.
- Du solltest unbedingt in Ich-Botschaften kommunizieren. Konzentriere dich darauf, wie du fühlst, was das Geschehen mit dir macht, und kleide diese Emotionen in Ich-Botschaften. Zum Beispiel: »Mich hat das sehr verunsichert, als du ohne Tschüss zu sagen gegangen bist. Ich wusste nicht, ob du sauer bist oder alles okay ist zwischen uns. Könntest du das in Zukunft anders handhaben? Dann fühle ich mich sicherer.«
- Gewaltfreie Kommunikation. Diese Technik wurde von Marshall B. Rosenberg entwickelt (siehe meine Buchempfehlungen am Ende). Es gibt in vielen Volkshochschulen Kurse dazu, dazu Workshops in allen größeren deutschen Städten. Die Beschäftigung mit dieser Technik kann ich nur empfehlen. Sie hebt die Kommunikationskultur auf eine sehr viel höhere – und friedvollere – Ebene.

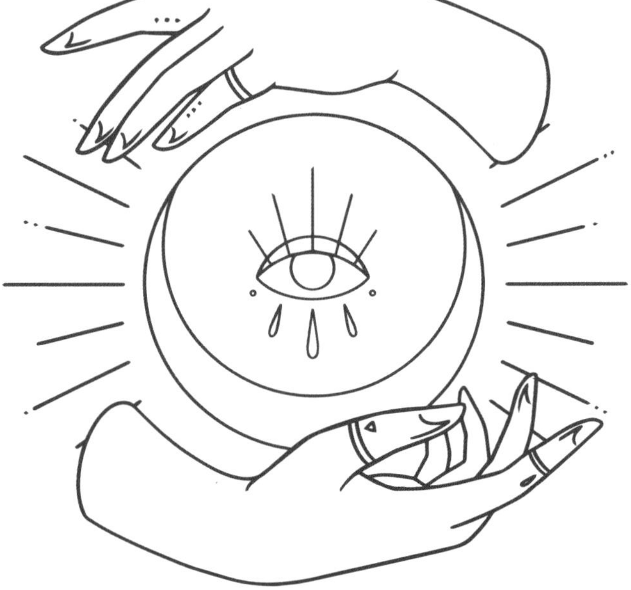

PRAXISBEISPIEL

Dass Kommunikation nicht immer Worte braucht, zeigt dieses Beispiel: Ein Ehepaar in meiner Praxis habe ich gebeten, sich einander gegenüber hinzusetzen und die Übung »Eye Gazing« zu machen, bei der man sich still in die Augen sieht, zugleich aber versucht, bei sich zu bleiben (siehe Kapitel »Fehlerfreundlichkeit«). Ich musste Jakob, den Ehemann, immer wieder bitten, präsent zu bleiben und den Augenkontakt zu halten. Doch immer wieder entzog er sich. Nach der wiederholten Bitte konnte ich merken, dass zwischen den beiden etwas zu fließen begann. Jakob wurde weich, und plötzlich gab er sich dem hin, was in ihm gefühlt werden wollte. Es platzte förmlich aus ihm heraus und er fing wie ein kleines Kind zu weinen an. Erinnerungen an schreckliche Erlebnisse aus seiner Kindheit waren in ihm hochgekommen. In diesem Moment konnte seine Frau den Schmerz sehen und plötzlich waren da Mitgefühl und Verständnis. Zwischen den beiden wurde ein neues, weicheres und offeneres Miteinander möglich.

WAS KANN ICH TUN?

1. Setzt euch einander gegenüber und eine(r) stellt die Frage: »Was kann ich tun, damit du dich von mir noch mehr geliebt, noch mehr gesehen fühlst?« Die andere Person antwortet acht Minuten lang.
2. Die fragende Person hört mit offenem Herzen zu, was sein Gegenüber braucht, damit es sich mehr gesehen und geliebt fühlt.
3. Danach antwortet die andere Person acht Minuten lang auf die gleiche Frage.
4. Zum Schluss beendet ihr die Übung in Dankbarkeit und Liebe. Gegebenenfalls gibt es noch einen Austausch.

DIE HOHE KUNST DES ZUHÖRENS

Zuhören ist wahrlich eine hohe Kunst. Meistens werden wir jedoch so in unsere eigenen (ungeklärten) Emotionen hineingezogen, dass wir gar nicht richtig zuhören können. Wir werden ganz unkonzentriert, weil wir auch was sagen wollen oder uns schon die Antworten in unserem Kopf zurechtgelegt haben – wodurch wir aber gar nicht zuhören können. Zuhören mit offenem Herzen und voller Konzentration auf den Lieblingsmenschen ist nicht so einfach.

PRAXISBEISPIEL

Ich erlebe es immer wieder in meiner Praxis, dass Frauen erzählen, dass sie beim Sex ihrem Partner kommunizieren, was sie wollen, doch der Partner antwortet: »Du bist schon wieder in der Kontrolle. Lass doch mal los!« Oder sie sagen zu ihm: »Mach doch mal mehr so (weicher, härter, schneller, mehr nach rechts/links).« Dann platzt es aus ihm raus: »Ich kann es dir nie recht machen. Dauernd musst du rumnörgeln.«

Beide Beispiele zeigen, dass es ungelöste Konflikte und Vorwürfe außerhalb des Schlafzimmers gibt, die sich nun ins Bett verlagert haben. Sie darf ihm in so einer Situation klarmachen, dass sie sehr wohl weiß, was gut für sie ist. Und er darf gut zuhören. Auf der anderen Seite darf er klarmachen, dass ihm ihre Art, mit ihm umzugehen, nicht gefällt. Und sie darf dabei gut zuhören, was genau ihn frustet.

Gelingt es, mit offenem Herzen – ohne Vorwürfe und schnelle Antworten – wirklich zuzuhören, dann ist das ein großes Geschenk. Man hört, was den anderen stört, und kann das nach und nach abstellen. In der Partnerschaft kehrt Frieden ein – am Esstisch wie im Bett.

MEIN PARTNER IST NICHT VERANTWORTLICH

1. Nimm dir einen Zettel und einen Stift und schreib auf, was dieser Satz mit dir macht: »Mein Partner ist nicht für mein Glück verantwortlich.«
2. Denk nicht lange nach, sondern schreib spontan auf: Was denkst du? Was fühlst du? Welche Situationen kommen dir in den Kopf? Lass das auf dich wirken.
3. Dann atme tief durch, schüttle die Energie ab. Nimm den Stift wieder in die Hand. Was macht die Umkehrung mit dir? »Mein Partner ist nicht für mein Unglück verantwortlich.«
4. Schreib wieder spontan auf, was der Satz mit dir macht. Welche Gedanken kommen dir? Welche Gefühle kommen hoch? An welche Ereignisse musst du denken? Schreib alles auf.
5. Und nun der letzte Satz: »Mein Lieblingsmensch ist nicht dafür zuständig, meine Wünsche und Erwartungen zu erfüllen.«
6. Notiere dir wieder, welche Emotionen, Gedanken und Erinnerungen dir dabei kommen.

WIE GELINGT EINE ERFÜLLTE PARTNERSCHAFT?

Ich haben in diesem Kapitel über die Superpowers Verletzlichkeit, Ehrlichkeit und Wertschätzung gesprochen, noch mal darauf hingewiesen, wie wichtig Grenzen sind und wie eine gute Kommunikationskultur aussieht. Eine gute Partnerschaft kann gelingen, wenn du deine Grenzen spürst und in Ehrlichkeit, Verletzlichkeit und Verantwortung deine Bedürfnisse kommunizierst.
Das ist natürlich der Idealfall, und seien wir mal ehrlich: Das gelingt den wenigsten von uns tagein, tagaus. Doch was nicht ist, kann gelernt und verinnerlicht werden. In meiner Praxis arbeite ich viel mit einer achtsamen Massage mit Rückmeldung, wo meine Kund:innen genau

sagen, wie sie berührt werden möchten. Wichtig ist dabei, dass man genau sagt, was man möchte. Oft muss mich eine Kundin wieder und wieder korrigieren, bis es für sie absolut stimmig ist. Das ist eine super Übung für eine gute Kommunikation, denn erstens muss man spüren, was man braucht. Zweitens muss man geduldig sagen, wie man es gern hätte. Und drittens muss man den Mut aufbringen, es noch mal zu fordern, dranzubleiben und beharrlich zu korrigieren, bis es wirklich stimmig ist.

Zuerst muss die Kundin also fühlen, was sie braucht. Will sie sanft an der Wange gestreichelt werden? Am Ohr gekrault oder in den Kniekehlen gekitzelt werden? Ich bin immer wieder erstaunt, wie und wo meine Kund:innen berührt werden wollen. »Leg Zeige- und Mittelfinger auf meine beiden Augen mit ganz, ganz sanftem Druck.« Und plötzlich fangen sie an, total zu entspannen. Oder der Wunsch, ich möge ihnen mit der Rückhand über den Kopf streicheln. Oder beide Hände auf den Bauch legen und ganz wenig Druck ausüben. Je genauer sie beschreiben, was sie wünschen, desto genauer können sie wirklich das bekommen, was sie eigentlich wollen.

Doch die meisten gehen Kompromisse ein. Die Kundin denkt: »Jetzt liegt Ivas Hand doch schon auf meinem Bauch, was will ich denn noch?« Und gleichzeitig weiß sie, dass es nicht optimal ist. Was ist es, was sie wirklich will? Traut sie sich, es einzufordern? Wenn ich dann noch mal nachfrage, dann merken viele auf einmal, dass es viel zu viel Druck ist. Und wenn ich dann ein bisschen den Druck rausnehme, fangen sie an zu entspannen. Es geht um diese kleinen Details, die wir oft nicht wahrnehmen, weil wir uns so schnell mit irgendwas zufriedengeben. Weil wir oft gar nicht auf die

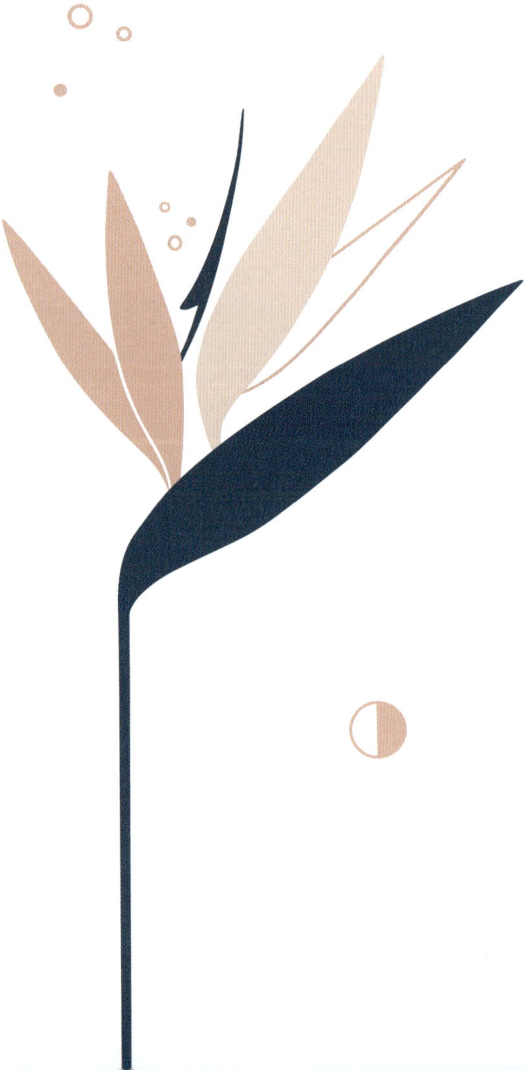

Idee kommen, wir könnten noch mehr haben. Wir könnten noch mehr bekommen, was wir uns wünschen. Was uns zusteht. Viel zu oft, kommt ein: Das reichte doch schon aus. Lieber zufriedengeben.

Doch in dem Moment, wo jemand wirklich genau die Berührung bekommt, die er wollte, fängt er unter meinen Händen ganz tief zu entspannen an. Doch die wenigsten von uns haben jemals in ihrem Leben genau die Berührung bekommen, nach der sie sich zutiefst sehnen. Oder genau die Worte gehört, nach denen sie dürsten.

Die folgende Massage-Übung ist ganz simpel, sie geht aber unglaublich in die Tiefe und spült viele Prozesse an die Oberfläche, denn im Endeffekt kommt bei ihr die Einstellung zum Leben zutage. Viele wagen hier zum ersten Mal, ihren Mund aufzumachen und nach dem zu fragen, was sie wirklich wollen. Und dann machen sie die Erfahrung, dass sie es wirklich bekommen. Diese Art des Self-Empowerments ist für viele eine Heilung. Sie merken: Wenn sie es bei mir können, dann können sie es überall im Leben; auf der Arbeit, in der Familie, beim Partner oder der Partnerin.

ACHTSAME PARTNERMASSAGE

1. Probiert die folgende Massage aus: Einmal bist du der/die Gebende, einmal der/die Nehmende.
2. Bist du gebend, dann frag genau nach, was gewünscht ist. Passt es so? Mehr Druck, weniger Druck? An dieser Stelle? Woanders? Du gibst ganz das, warum gebeten wurde. Nicht mehr und nicht weniger! Nach einer kleinen Weile (ca. eine Minute) nimmst du deine Hände dann wieder weg.
3. Wenn du der Nehmende bist, dann fühl rein, was du genau willst. Was dein Körper will. Was er braucht. Sprich mutig deine Wünsche aus.
4. Am Ende bedankt euch in Liebe und Respekt. Falls von beiden gewünscht, könnt ihr danach in den Austausch gehen.

ACHTUNG: PROJEKTIONEN

Am Ende dieses Kapitels möchte ich noch darauf hinweisen, dass wir nicht selten Projektionen erliegen. Wir projizieren etwas in jemand anderen oder in unsere Beziehung hinein, das auf den zweiten Blick dort gar nicht vorhanden ist.

PRAXISBEISPIEL

Als Carlos in meine Praxis kam, war er Anfang dreißig und hatte noch nie eine feste Freundin und auch nur ein paar Mal Sex in seinem Leben gehabt. In der Regel total betrunken, auf irgendwelchen Partys. Unter der Situation hat er gelitten, weil viele seiner Freunde schon feste Partnerschaften hatten, zum Teil verheiratet waren, schon Kinder bekamen. Dann hat Carlos seine Nachbarin näher kennengelernt. Sie haben sich ein paar Mal verabredet, haben sich ganz viele Nachrichten geschrieben, denn sie mochte ihn offensichtlich auch. Carlos hat angefangen, ganz viel in die Begegnungen hineinzuinterpretieren. Und als sie wieder einmal zusammen aus waren, hat er gleich davon erzählt, wie verliebt er in sie ist, und als sie sich nochmal einmal getroffen haben, hat er gleich von Liebe gesprochen.

Was war passiert? Carlos hat Liebe mit der Projektion seiner eigenen Bedürfnisse verwechselt. Der Wunsch nach Nähe, Geborgenheit und Zugehörigkeit wird von vielen auf alle Leute projiziert, die sich dafür eignen könnten, mit ihnen diese Bedürfnisse auszuleben. Doch die Projektion ist nicht wirklich gefühlt. Carlos liebt seine Nachbarin nicht wirklich. Er liebt die Idee, dass es die große Liebe sein könnte. Das führt zu einigen Problemen. Denn natürlich ist die Projektion von Liebe kein ausreichendes Fundament für eine Beziehung. Sobald jemand kommt, der tatsächlich wahre Liebesgefühle in Carlos auslöst, würde die Beziehung zur Nachbarin ein Ende finden.

Ein anderes Beispiel ist, dass jemand auf der Suche nach Nähe, Liebe und Anerkennung ist, doch er verwechselt es mit Sex. Dann passiert quasi eine Art Tauschgeschäft: »Ich will Nähe und die bekomme ich, wenn ich mir dir schlafe.«

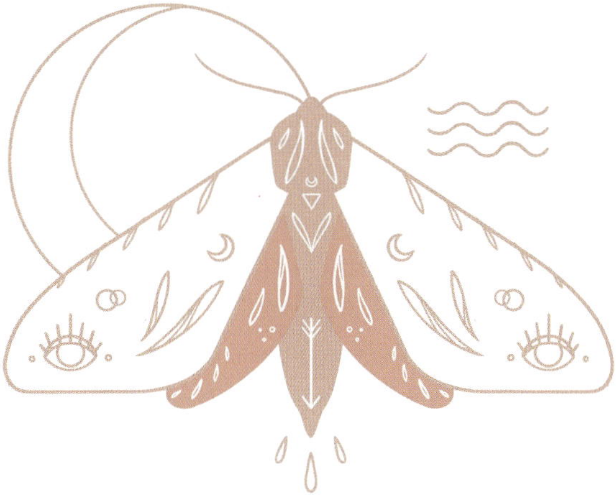

PRAXISBEISPIEL

Leelo sucht eigentlich eine liebevolle, nährende Beziehung. Ihr aktueller Bettgefährte ist aber nicht an einer Beziehung interessiert. Sie schläft trotzdem mit ihm, in der Hoffnung, dass sich doch noch eine Beziehung entwickeln könnte.

Diese Hoffnung und die Illusion aus beiden Beispielen tragen nicht wirklich. Besser wäre es, Leelo würde ehrlich zu sich – und zu Carlos – sein. Leelo fällt das schwer, denn sie kommt bei dieser Beziehung mit ihrem Gefühl des Minderwerts in Kontakt – und dieses Gefühl ist für sie kaum auszuhalten.

» Der innere Mangel wird auf jemand anderen projiziert, der diesen Mangel beheben soll. Doch das ist kein gutes Fundament für eine Beziehung.

Das Muster dahinter ist: »Wenn ich mich nur genug anstrenge, genug kämpfe, dann werde ich gesehen und geliebt.« Doch das klappt nicht und dann dreht sich die Energie um in: »Mich will eh niemand haben. Ich bin nie gut genug. Ich bin es nicht wert, geliebt zu werden …« Leelo müsste sich eigentlich fragen: »Warum lasse ich mich auf eine Person ein, die klargemacht hat, dass sie nichts von mir möchte?« Wenn sie ihre wahre Motivation erkennt, dann könnte sie ihre Grenzen achten und sagen: »Ich will mehr und du nicht. Ich bin es mir wert, auf den Partner zu warten, der mich liebt, wie ich bin. Wir sind also kein Match. Danke und Tschüss.«
Oftmals kommt es zu Projektionen von versteckten Bedürfnissen, die der Partner oder die Partnerin erfüllen soll.

PRAXISBEISPIEL

So ist das bei Alba. Sie lebt ein ziemlich wildes Leben, zieht immer von Festival zu Fortbildung, von Workshop zu Retreat durch die Welt. Sie hat die Fähigkeit, gut aussehende und wohlhabende Männer anzuziehen, doch die Beziehung zu ihnen hielt nie lange. Wir haben dann herausgearbeitet, dass sie eine Projektion auslebt, denn Alba ist in einer Familie aufgewachsen, die weder wohlhabend noch betucht war. Die Sehnsucht nach Wohlstand ist in ihr sehr groß – und diese Sehnsucht hat sie auf die Männer projiziert. Sie konnte wohlhabende Männer anziehen, aber nicht halten, denn es war keine Liebe, sondern es war der Versuch, einen inneren Mangel auszugleichen. Erst als sie das verstanden hatte, konnte sie ihr Verhalten ändern. Sie begriff, dass sie selbst wohlhabend werden kann und dafür niemand anderen braucht.

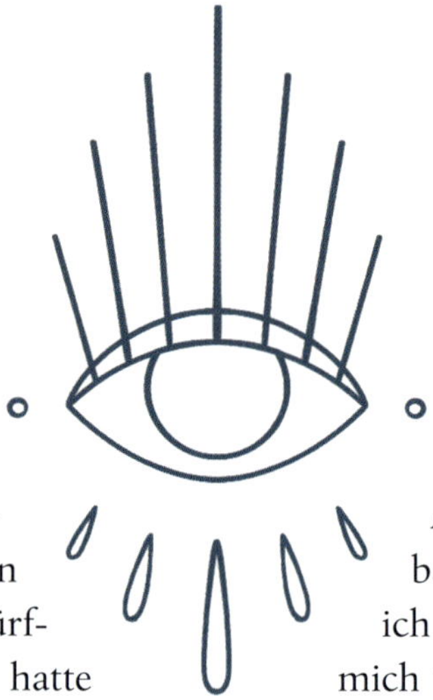

Projektionen sind auch ein Geschenk. Denn sie ermöglichen uns zu sehen, wo es in uns noch Mangel und Bedürfnis gibt. Ich beispielsweise hatte mal einen wunderbaren Mann kennengelernt, der mir immer versichert hat: »Iva, ich habe dich gesehen und wusste, du bist die Frau, mit der ich sein will.« Er hat das immer wiederholt. »Ich will dich, ich will dich, ich will dich.« Ich habe die Karten auf den Tisch gelegt, meine Muster, meine Macken, meine Ängste, kurzum alles offenbart. Ich habe gesagt: »Wenn ich mich öffne, dann öffne ich mich voll und ganz.« Und auch: »Wenn ich mich öffne, dann musst du da sein. Ich habe Verlassensängste.« Schließlich habe ich mich auf ihn eingelassen – und bin auf die Fresse geflogen. Ich habe mir erlaubt, diesen Schmerz in aller Tiefe zu fühlen. Ich bin durch einen intensiven Prozess gegangen, habe die

Angst gefühlt, das Verlassenwerden. Ich habe viel geweint. Dadurch ist eine ganz tiefe Heilung geschehen. Im Endeffekt habe ich gemerkt, dass ich ganz viel Liebe und Verbundenheit in mir habe. Das Geschenk dieser Verletzung war, dass ich diese Liebe und Verbundenheit freilegen durfte.

Meiner Erfahrung nach projizieren wir oder kreieren Ereignisse, damit Heilung passieren kann. Letztlich sind alle Partner und Partnerinnen ein Spiegel für uns, damit Emotionen getriggert werden können und Heilung passieren kann. Auch das ist Deepening Love. Zu uns selbst. Diese Schocktrennung war ein Geschenk für mich. Ich habe hingeschaut, hingefühlt, was ich noch nicht verarbeitet hatte, und das dann für mich gelöst. Natürlich kann man sich aber bei einem solchen Prozess auch jederzeit professionelle Hilfe holen.

Mir hilft die folgende Übung, besonders in turbulenten Zeiten. Oft wirbeln die Gedanken umher, man weiß nicht mehr, was richtig und was falsch ist. Man grübelt über Gesagtes nach, legte Worte auf die Goldwaage – und verliert sich völlig im Außen und im anderen. Besser ist natürlich, man bleibt bei sich und fragt sich: Was fühle ich in Wahrheit? Wie wirkt das Gesagte, das Getane auf mich in Wahrheit? Ich bin mir ganz sicher, dass wir tief im Inneren immer wissen, was gut für uns ist, nur oftmals ist das Außen zu laut, zu sehr Raum einnehmend, zu dominant, sodass wir die leise innere Stimme nicht wahrnehmen können. Genau dafür ist die folgende Übung, die ich täglich mache.

BEWUSST WAHRNEHMEN

1. Setz dich auf einen Stuhl, Füße auf den Boden, rechte Hand aufs Herz. Linke Hand unterhalb des Bauchnabels.
2. Dann lass von den Füßen aus Wurzeln in den Boden wachsen. Versinke gewissermaßen im Boden. Spüre, wie die Energie der Erde über die Füße in den Körper hineinströmt.
3. Dann stell eine Verbindung vom Schoßraum zum Herzraum her und lass beide Energien zusammenfließen. Nimm dir ausreichend Zeit.
4. Fühle hinein. Was ist da gerade? Was sind deine Bedürfnisse? Was sind deine Sehnsüchte?

WAS SORGT FÜR EIN STABILES FUNDAMENT?

Lass es uns noch mal zusammenfassen, damit du es wirklich tief in dir verankern kannst. Das sind die Bausteine für eine nährende Partnerschaft:

- Zeige dich mit Ehrlichkeit und Transparenz.
- Sprich mutig die Dinge aus, die dich bewegen.
- Geh in die Verletzlichkeit.
- Sei authentisch.
- Verliere dich nicht im Partner, der Partnerin.
- Komm bei dir an: Was sind deine Bedürfnisse? Wo sind deine Grenzen?
- Bleib in deinem Zentrum.
- Bleib in deiner Selbstliebe.
- Nimm dich vor Projektionen in Acht.
- Sei wertschätzend.

Eigentlich sind das die normalsten und selbstverständlichsten Dinge der Welt, oder? Nur hat uns leider keiner beigebracht, sie zu leben, oder sie werden für so selbstverständlich gehalten, dass wir sie quasi übersehen. Diese Qualitäten werden nicht wahrgenommen, wertgeschätzt oder kultiviert. Dabei gehören sie zu den Basics. Wir müssen erst das kleine Einmaleins beherrschen, bevor wir die großen Aufgaben hinbekommen. Das Fundament der Partnerschaft muss gut sein, damit darauf eine lebendige Sexualität (dazu mehr im nächsten Kapitel) wachsen kann.

Damit du das Gelesene und Gelernte noch mehr verinnerlichen kannst, gibt es hier noch eine Übung, die dir helfen soll, zu merken, was du bereits gut integriert hast – und wo vielleicht noch Bedarf besteht.

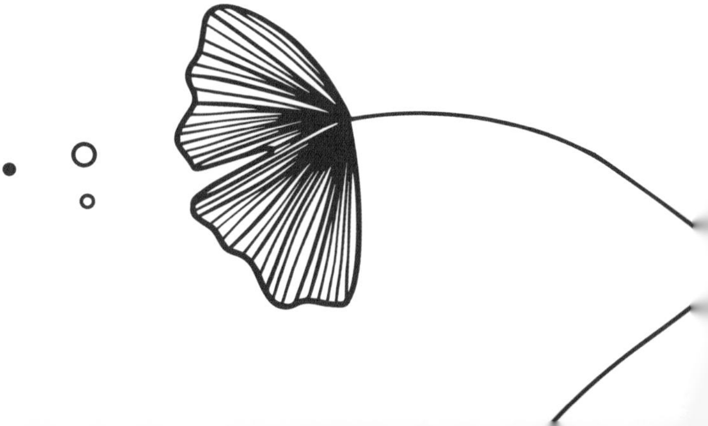

DAS HABE ICH SUPER GEMACHT!

1. Nimm dir fünfzehn Minuten Zeit.
2. Du hast im Buch nun schon vieles gelernt und zahlreiche Übungen gemacht. Wo ist dir inzwischen die Umsetzung gut gelungen? Wo hast du dein Verhalten verändert? Wo hast du Situationen neu gesehen, neu eingeschätzt, anders reagiert?
3. Feier dich dafür. Lobe dich dafür. Sei stolz auf dich.
4. Überleg dir von heute an jeden Abend drei Dinge, bei denen es dir gelungen ist, das Gelernte umzusetzen. Lobe dich wieder, sei dankbar, sei stolz auf dich.
5. Mach diese Übung einundzwanzig Tage lang. Das hilft dir, dein Gehirn neu zu programmieren und dein neues Verhalten zu festigen.

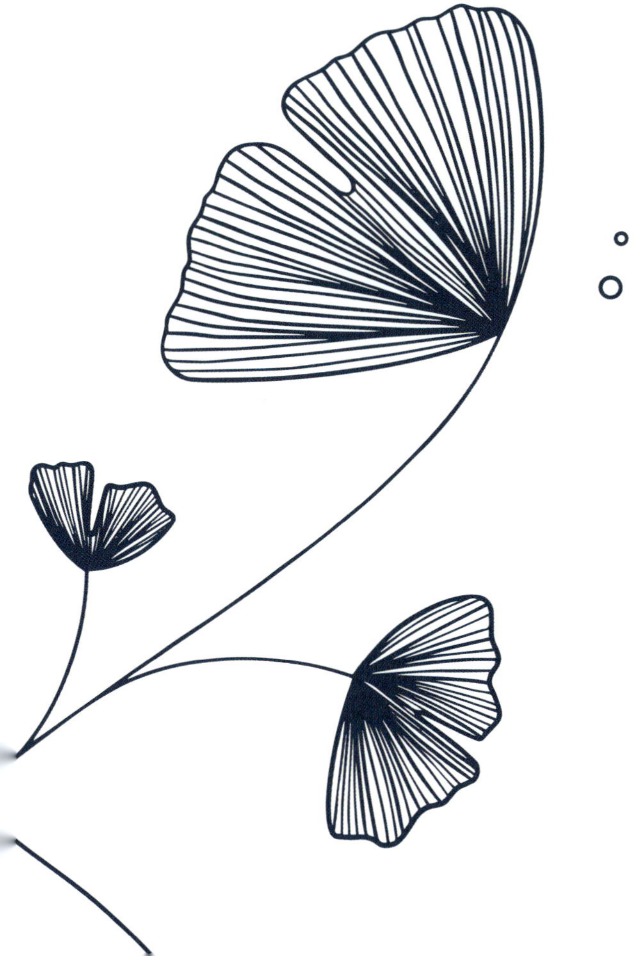

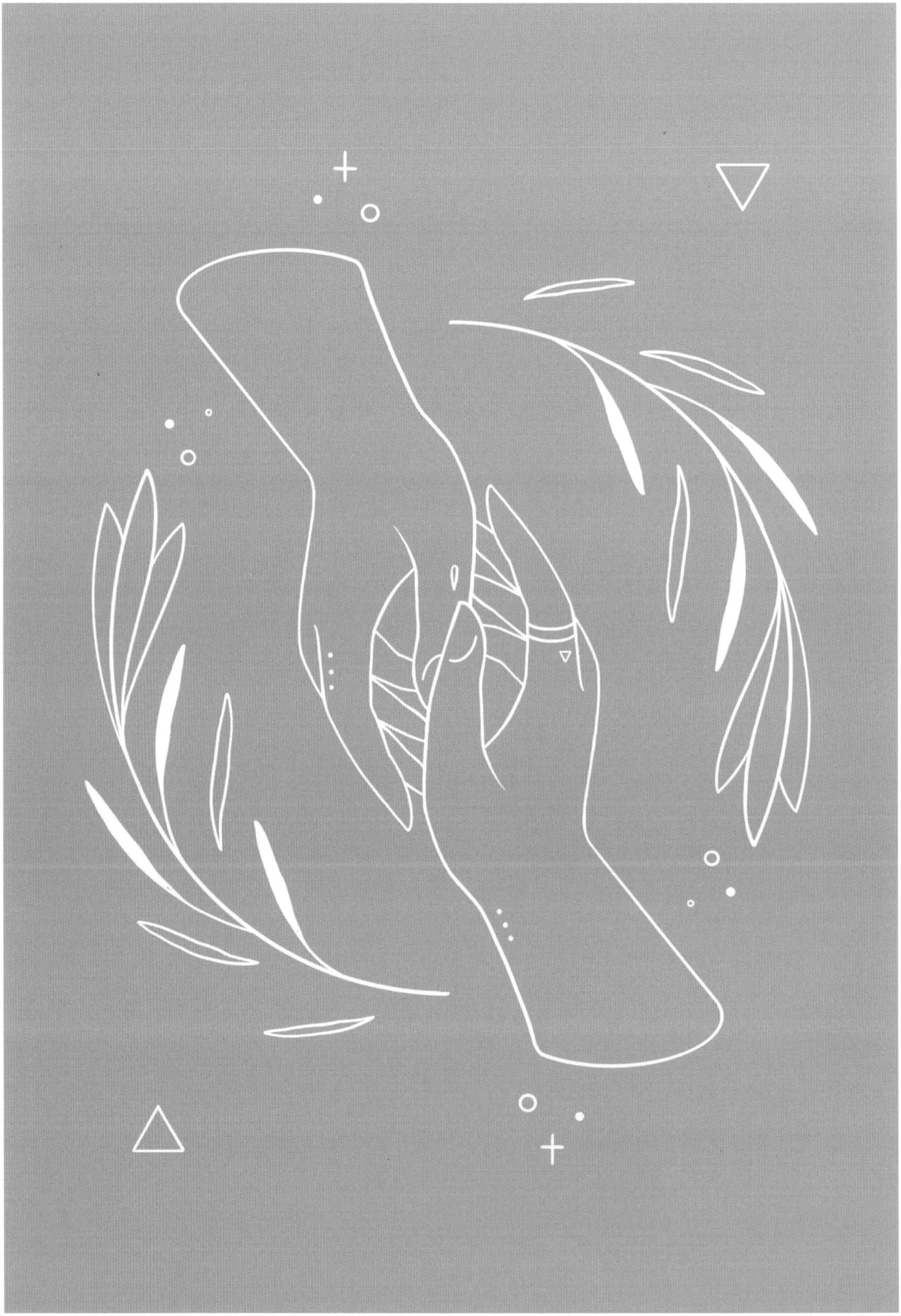

INTIMITÄT UND ERFÜLLTE SEXUALITÄT

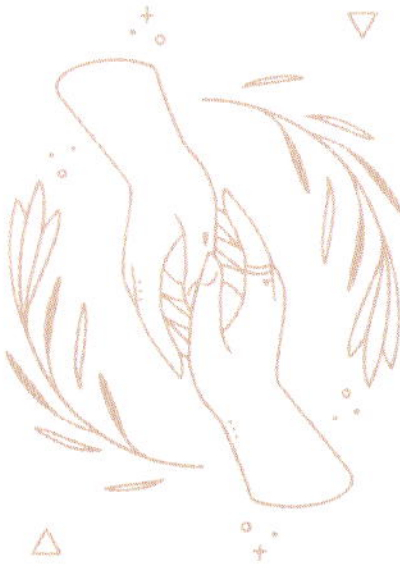

Meistens erkennt oder anerkennt in einer Partnerschaft eine Seite zuerst, dass in der gemeinsamen Sexualität etwas nicht (mehr) stimmt. Die häufigsten Reaktionen sind dann Wut, Enttäuschung, Vorwürfe und Diskussionen. Besser wäre es allerdings, sich zurückzunehmen und dem oder der anderen zuzuhören, um herauszufinden, wie der eigentliche Status quo beim Gegenüber ist. Dazu braucht es Intimität, also einen sicheren Raum des Austauschs. Wie du so einen Raum schaffen kannst – darum und um einiges mehr geht es im Verlauf dieses Kapitels.

» Wenn beide Partner die beschriebenen Grundwünsche erfüllen können, also präsent und ehrlich sind sowie eigenverantwortlich, dann können sie einander Sicherheit geben.

Ich beobachte, dass es meist um ähnliche Themen geht, wenn eine Partnerschaft in die Schieflage gerät. Die Frau wünscht sich, dass der Mann präsent ist, dass er wirklich da ist. Also nicht nur körperlich anwesend, sondern auch mental und emotional. Im Bett, im Alltag, im Gespräch. Frauen möchten (und müssen) ihre Emotionen mitteilen, ihr sogenannter Pluspol liegt in ihren Brüsten und dem Herzen, über diesen Pol senden sie und verbinden sich mit ihrem Gegenüber (mehr dazu im Kapitel »Der Fluss der Liebe«). Wenn sich eine Frau mit ihren Emotionen wirklich sicher und gesehen fühlen möchte, braucht sie daher ein Gegenüber, das da ist und da bleibt und nicht in eine Story, in ein Muster oder in eine Gedankenschleifen abrutscht wie »Ich habe schon wieder versagt« oder »Immer nörgelt sie rum«.

Der Mann wünscht sich hingegen von seiner Partnerin meist, dass sie in der Lage ist, sich selbst zu halten. Dass er sie nicht ständig retten, emotional reparieren oder ausbalancieren muss, sondern dass sie ihre Probleme selbst löst, ihre Angelegenheiten im Griff hat und sich auch selbst den nötigen Raum geben und halten kann. Also einen Menschen, der in seine Eigenverantwortung geht und seine Grenzen kennt.

Im Lauf dieses Kapitels wird es daher darum gehen, wie du Präsenz leben kannst und wie Nähe und Intimität entstehen, denn sie sind das stabile Fundament für die gemeinsame erfüllte Sexualität.

Apropos Sicherheit. Gerade wenn es um die Sexualität geht, braucht die Frau das Gefühl, dass sie sicher ist. Schließlich will sie sich öffnen und den Penis in ihren Körper aufnehmen, an ihrer verletzlichsten Stelle. Sie will sich auch emotional öffnen und einlassen, daher braucht es für sie viel Sicherheit. Bin ich gewollt? Bin ich gemeint? Bleibt der andere, auch wenn es schwieriger wird; wenn ich meine Wahrheit spreche und das vielleicht nicht seine ist? Wenn ich meine Grenzen aufzeige und Nein zu etwas sage, was dem anderen wichtig ist? Kann ich mich auch schwach zeigen?

Auch der Mann braucht sehr viel Sicherheit. Seine verletzlichste Stelle ist einerseits das Herz (mehr dazu im Kapitel »Der Fluss der Liebe«) und natürlich sein Penis. Der Mann will in seiner Sexualität und seiner Liebe angenommen werden, damit er sich öffnen kann. Bin ich wirklich gemeint? Kann ich meine Wahrheit sprechen, ohne dass an mir herumgenörgelt wird? Finde ich hier Frieden? Entfaltung? Wird sie mich auslachen, wenn es im Bett nicht klappt? Bin ich ein guter Liebhaber? Dazu kommt natürlich noch die äußere Sicherheit. Ist der Raum sicher oder platzen gleich die Kinder rein? Ist das Handy aus oder klingelt es alle fünf Minuten?

Im Kapitel »Die sechs Pfeiler der Liebe« gehe ich noch genauer auf das Thema Sicherheit ein, denn für mich ist das ein äußerst wichtiger Pfeiler. Wenn wir uns nicht sicher fühlen, ist es schwer, uns auf einer tieferen Ebene zu öffnen. Und wenn diese Form von Intimität nicht gewährleistet ist, gibt es kein starkes Fundament, auf dem sich eine lebendige Sexualität entwickeln und entfalten kann.

Gleich hier möchte ich dir die folgende Übung ans Herz legen, damit ihr noch viel mehr Sicherheit, Vertrauen und Nähe aufbauen könnt.

BAUCH AN BAUCH

1. Ihr legt euch Bauch an Bauch ins Bett. Im Optimalfall so, dass kein Arm einschläft und ihr so gemütlich fünfzehn Minuten liegen könnt.
2. Nun den Atem synchronisieren. Bei der Ausatmung könnt ihr gemeinsam einen Ton von euch geben und entspannen.
3. Konzentriert euch auf den Atem, spürt die Wärme, fühlt, wie sich der Bauch bewegt. Mehr ist nicht zu tun.
4. Dabei kann sich das Nervensystem co-regulieren und beruhigen.
5. Diese Übung ist ideal, um ins Vertrauen zu kommen oder um nach einer stressigen Situation runterzufahren.

NÄHE VERSUS INTIMITÄT

Aus meiner Erfahrung ist eine funktionierende Intimität die Voraussetzung für eine erfüllte Sexualität. Ich weiß, dass viele Menschen Intimität und Sexualität gleichsetzen, doch das sind sie nicht. Intimität ist vielmehr ein sicherer Raum, wo wir so angenommen werden, wie wir sind. Die Basis dafür ist, dass sie von der anderen Seite signalisiert bekommen: Ich sehe dich, ich höre ich, ich nehme dich ernst.

Viele Paare versuchen Intimität herzustellen, indem sie zum Beispiel zusammen in Ausstellungen gehen, gemeinsam kochen oder Ausflüge machen. Diese gemeinsame Quality-Time ist toll und sorgt für Nähe und Verbundenheit, doch sie ist noch kein ausreichend starkes Fundament für eine lebendige Sexualität. Dafür braucht es wahre, gelebte Intimität. Also einen Raum, wo beide auch mit ihren Ängsten, Unsicherheiten, Sorgen und sexuellen Themen gesehen, gehört und ernst genommen werden.

Grundvoraussetzung ist eine klare Kommunikation, aber auch absolute Transparenz und Ehrlichkeit (siehe Kapitel »Kommunikationskultur« und »Ehrlichkeit«). Wenn du dich mit deiner sexuellen Wahrheit und deinen sexuellen Wünschen zeigst, dann stößt du das Gegenüber vielleicht vor den Kopf. Daher ist es wichtig, dass es eine Art »Safe Space« in der Beziehung gibt, einen Kommunikationsraum, wo beide offen sprechen können. Wo (sexuelle) Wünsche gesagt werden und Bedürfnisse formuliert werden können wie: »Ich würde mir wünschen, dass wir in den Swingerclub gehen. Dass ich dich fesseln darf. Ich hätte gern mal einen Dreier. Ich möchte, dass wir Analsex haben.«

Du kannst zu Beginn gern das Zwiegespräch (siehe Kapitel »Selbstfindung«) für diese Kommunikation nutzen. Jeder bekommt dabei Raum, seine Wünsche, seine Probleme, seine Bedürfnisse formulieren zu können, und das Gegenüber hört zu und hält den Raum. Ich bin immer wieder erstaunt, wie viele Menschen mit ihrem Partner, ihrer Partnerin nicht offen und ehrlich kommunizieren.

ERST WENN WIR UNSERE SEXUELLEN WÜNSCHE AUSSPRECHEN UND EHRLICH ÜBER UNSER SEXLEBEN REDEN KÖNNEN, GEHT EIN FELD DER MÖGLICHKEITEN AUF. NEUES IM SCHLAFZIMMER WIRD MÖGLICH UND KANN AUSPROBIERT WERDEN, WODURCH SICH DIE SEXUELLE KOMFORTZONE AUSDEHNT.

ABSICHTSLOSE UMARMUNG

1. Beide stehen voreinander, schließen die Augen und der Blick geht nach innen. Es geht darum, Fokus, Stille, Präsenz auf das eigene Innenleben zu richten. Wie fühlt sich dein Körper in diesem Augenblick an? Wie ist deine Atmung? Deine Stimmung? Verankere dich dann im Hier und Jetzt.
2. Schaut euch ein paar Atemzüge lang an und findet dann eine Umarmung, in der ihr eine Weile verharren könnt. Ohne sich abzustützen, anzulehnen oder an den anderen dranzuhängen.
3. Jede:r bleibt dabei im eigenen Zentrum. Augen schließen, eigenen Körper wahrnehmen, um so in der Umarmung zu stehen, aus dem eigenen Zentrum heraus.
4. Synchronisiert euren Atem.
5. Nehmt die Punkte wahr, wo eure Körper sich berühren. Wie fühlen sich diese Stellen an? Löst Spannung im Körper auf – sich bewegen und nachjustieren ist erlaubt. Geht danach noch mal bewusster in die Wahrnehmung. Welche Gefühle kommen jetzt auf?
6. Verweilt fünf bis zehn Minuten in dieser Umarmung.
7. Löst sie danach liebevoll und dankbar und geht eventuell in den Austausch.

Das ist zwar eine sehr simple Übung, aber oft fließen dabei Tränen. In der eigenen Achse, im eigenen Zentrum zu bleiben und sich von dort aus mit dem Partner zu treffen, ist für viele eine Herausforderung.

WIDERSTAND VERSUS GRENZEN

Wichtig ist, dass die andere Person in diesem sicheren Raum ebenfalls gehört und gesehen wird und genauso die Möglichkeit bekommt, die eigenen Gefühle zu spüren und auszusprechen. Er oder sie darf quasi in eine Schockstarre gehen, weil zum Beispiel Analsex im Moment (noch) gar nicht vorstellbar ist. Auch dafür muss es Raum geben – zum Reinfühlen, Ausloten, zum Verhandeln und Finden eines gemeinsamen Weges.

Ist eine:r von beiden überfordert, ist es die Aufgabe des oder der Überforderten, sich das Thema genauer anzuschauen.

- Warum gehe ich hier in eine Schockstarre?
- Was überfordert mich daran?
- Welche Ängste kommen hoch?
- Welche Sorgen kommen hoch?

Entweder kann man die Antworten selbst erforschen oder man holt sich professionelle Unterstützung. Wenn du Marathon laufen willst, hast du in der Regel einen Trainer oder eine Beraterin, hast Bücher gelesen, Videos geschaut und so weiter. Wenn du die Beziehung beispielsweise öffnen willst, brauchst du vielleicht auch eine Coachin, die dich betreut, oder du hast dich beraten, informiert, Ideen gewälzt, Bücher gelesen und so fort.

Beide Seiten sollten Raum für ihre Gefühle, Wünsche und Bedenken haben – und sind in ihrer Eigenverantwortung gefordert. Einerseits also mutig, Ideen und Wünsche auszusprechen, auch wenn man weiß, dass es für den anderen vielleicht nicht so einfach ist. Andererseits mutig, zu sagen: »Das überfordert mich.« Und dann die Aufgabe anzunehmen, sich damit auseinanderzusetzen.

PRAXISBEISPIEL

In meiner Praxis ist einmal eine Frau gewesen, die nicht am Po angefasst werden wollte. Das war aber just der größte Wunsch ihrer Partnerin. Schließlich hat sie einen Kurs gebucht zum Thema »Love your Po«. Dadurch hat sie sich mit ihrem Po versöhnt, den Ekel und die Scham abgelegt und inzwischen darf sie ihre Partnerin liebevoll dort berühren, streicheln und liebkosen.

Bei der Aussprache des Wunsches war die Frau an ihre Grenze gestoßen. Für sie hat sich ein Po-Streichler wie eine riesengroße Gefahr angefühlt. Solche Gefühle sind unbedingt ernst zu nehmen und dürfen nicht übergangen werden. Bei der Frau hatte sich eine Art Schutzfunktion entwickelt und so einem »Stopp« muss Raum gegeben werden.
Die Frau ist in ihre Eigenverantwortung gegangen und hat erforscht, was in ihr aktiv geworden war. Sie hat sich erinnert, dass ihr als Kind zur Bestrafung öfters der Hintern versohlt wurde. Und dass diese Erinnerungen getriggert werden, wenn sie am Po berührt wird. Im Gespräch konnte sie diese Erkenntnis mit ihrer Partnerin teilen und plötzlich sind sich beide auf einer anderen, tieferen Ebene begegnet. Die Frau hat daraufhin beschlossen, zu erforschen, ob es wirklich eine Grenze ist oder nur ein Widerstand. Im Kurs hat sich dann ihr Nein als Widerstand erwiesen und sie konnte ihn auflösen. So durfte eine neue liebevolle Einstellung zu ihrem Hinterteil und zu Berührungen dort entstehen. Beides, ein Widerstand und eine Grenze, zeigt sich in Form von Angst, Schmerz, Wut, Ekel oder Scham. Es braucht manchmal eine Weile, bis man herausgefunden hat, ob es ein Widerstand oder eine Grenze ist. Manchmal hilft es, reinzufühlen und emotional tiefer in das Thema einzusteigen. In anderen Fällen kommt Bewegung hinein, wenn man sich vorsichtig auf das einlässt, was die Blockade auslöst, um zu sehen, was passiert. In diese Richtung weist auch die folgende Übung.

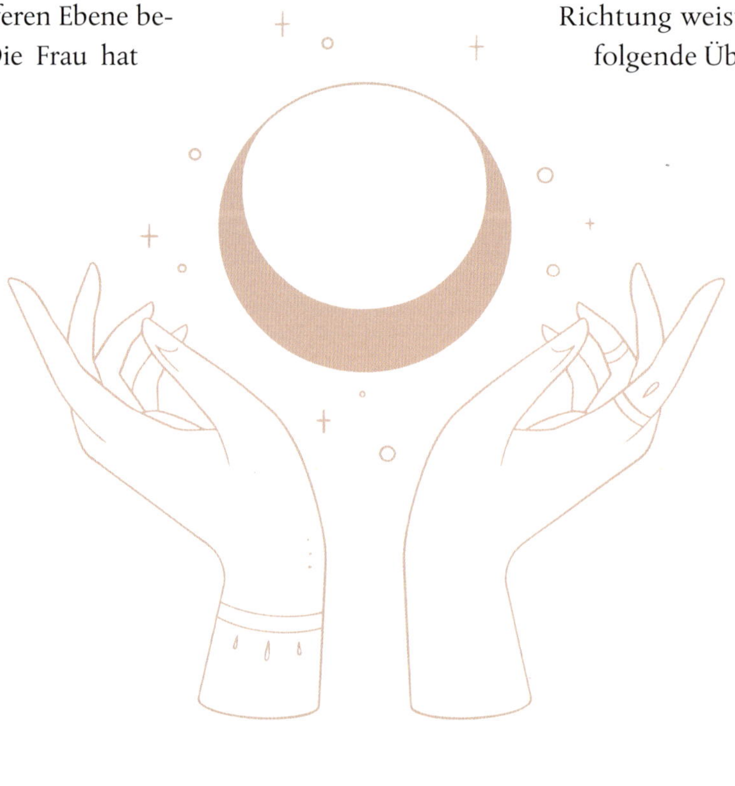

GRENZE ODER WIDERSTAND?

Am Beispiel einer Extremsituation wie Spanking, also Hintern versohlen, lässt sich der Unterschied, finde ich, am besten fühlen. Man kann dem Po einen ganz leichten Klaps geben, fast wie ein Tätscheln, oder man kann so fest schlagen, dass dem Gebenden die Hände schmerzen.

1. Oft ist das System zu Beginn im Widerstand. »Das ist ganz schlimm«, »Das ist eklig«, »Das tut man nicht«. Hör zu, fühl rein, lass die Gefühle und Gedanken zu – und lass sie vergehen.
2. Bitte deine:n Partner:in, dich ganz sanft auf den Po zu schlagen. Was passiert mit dir? Gibt es eine Überraschung, weil es doch nicht so schlimm ist? Macht es vielleicht Spaß und du quietschst vor Vergnügen? Oder lässt es dich einfach kalt und schenkt dir gar keine Freude?
3. Beobachte: Was macht deine Erregungskurve? Am Po kommen sehr viele Nervenenden zusammen, leichte oder starke Schläge wirken oftmals stimulierend, steigern die Erregung und können Impulse an die Genitalien geben. Ist es schön? Sexy? Geil? Oder macht es nichts mit dir?
4. Was fühlst du bei härteren Schlägen? Da, wo dir die Luft wegbleibt? Wut? Panik? Lust? Kannst du in der Intensität bleiben und die Panik, die Wut durch dich durchfließen lassen? Wenn das gelingt, können sich vielleicht neue Räume der Lust öffnen.
5. Wenn es nicht gelingt: Akzeptiere deine Grenze. Sei liebevoll mit dir und ehrlich zur Partnerin oder dem Partner.
6. Wichtig: Ein Nein oder Stopp ist immer ein Nein oder Stopp und sofort umzusetzen.

Intimität entsteht, wenn es einen Raum gibt, wo sexuelle Wünsche und Vorlieben geäußert werden dürfen. Wo aber auch Raum für die Gefühle und Emotionen des Gegenübers ist. Durch diese Gespräche und durch die Eigenverantwortung entstehen Nähe und Intimität auf einer tiefen Ebene, die so heilsam ist, die so viel Vertrauen und Sicherheit schenkt, dass darauf eine lebendige Sexualität fußen kann.

FEHLERFREUNDLICHKEIT

Ich finde, zu Intimität gehört es auch, dass wir uns erlauben, Fehler zu machen. Jetzt liest du dieses Buch und denkst vielleicht, dass du der tolle Überflieger oder die tolle Liebhaberin werden musst. Dass du ganz viel an dir und deiner Partnerschaft arbeiten musst, dass du all diese Übungen ganz genau und ganz perfekt machen musst.
Nein!
Stopp!
Ich möchte dir versichern: Wir machen alle Millionen Fehler. Ich habe schon eine Million Fehler gemacht – und daraus gelernt. Mal habe ich mit meinem Partner oder meiner Partnerin nicht synchron geatmet, mal war ich bei einer Übung kurzatmig, mal ist es mir total schwergefallen, präsent zu sein. Gestehe es dir ein, es ist okay. Du bist okay. Du gibst immer dein Bestes. Vielleicht brauchst du einfach eine Runde Joggen oder Yoga, um in deinen Körper zu kommen. Vielleicht fühlst du dich heute einfach schwach? Vielleicht willst du statt Sex lieber gehalten werden? Vielleicht schaffst du es nicht, das zu sagen und heute gut für dich zu sorgen? So what?!

» *Wir dürfen Fehler machen. Wir sind nicht perfekt. Wir dürfen aus unseren Fehlern lernen.*

Achte bitte nur darauf, dass du hier keiner Vermeidungsstrategie aufsitzt. »Ich muss diese Übung nicht machen, weil ich heute sooo müde bin.« Oder der Klassiker: »Ich habe Kopfschmerzen.« Fühl kurz rein, ob das stimmt. Ob das wirklich stimmt. Oder ob du die Auseinandersetzung mit dir und deinem Partner vermeidest. Ob du den Konflikt scheust. Angst vor dem Unbekannten hast. Bammel vor Veränderung. Wenn dem so ist, auch okay. Nimm es an, sei sanft zu dir, aber eben auch ehrlich.
Die folgende Übung klingt so simpel, ist aber ein echtes Powerpaket. Ich kenne Paare, die dabei Rotz und Wasser heulen, weil sie sich das erste Mal gesehen, wahrgenommen und angenommen fühlen. Jeder von uns macht Fehler, doch in Güte und Akzeptanz gesehen zu werden, ist extrem heilsam.

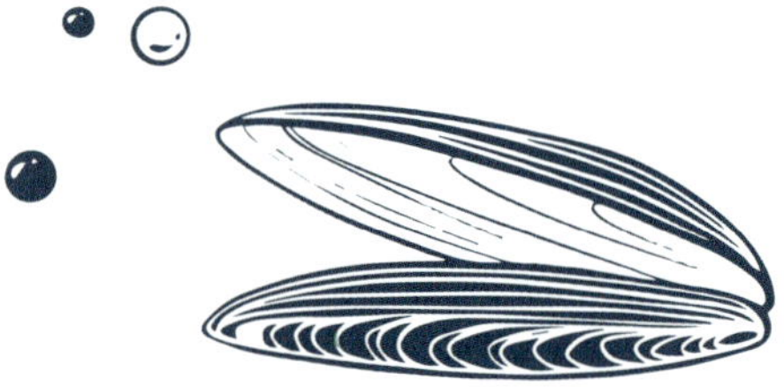

EYE GAZING

1. Setzt euch einander gegenüber im Schneidersitz hin. Eure Knie können sich berühren, müssen aber nicht.
2. Schließt kurz die Augen und verankert euch im Bauch.
3. Öffnet nun die Augen und schaut euch entspannt an. Da man sich nicht in beide Augen gleichzeitig blicken kann, empfehle ich, am besten das linke Auge auf das linke Auge blicken lassen.
4. Den Atem synchronisieren, dann zehn Minuten ruhig sitzen. Nachjustieren ist natürlich erlaubt. Bleibt im Blickkontakt und gleichzeitig mit euch selbst verankert.
5. Am Ende bedankt ihr euch in Liebe und Respekt und geht gegebenenfalls in den Austausch.

EHRLICHKEIT BEIM SEX

Ich halte Ehrlichkeit beim Sex für enorm wichtig. Häufig sagen meine Liebhaber:innen zu mir: Du bist so direkt! Ich höre dann den Vorwurf in ihrer Stimme. Aber was bringt es, wenn ich indirekt durch die Blume mit ihnen spreche? Nicht die Wahrheit sage? Ist es nicht besser, ich sage, was ich mag und was ich nicht mag?

Einer meiner Trainer hat einmal zu mir gesagt, Frauen seien wie Haifische. Sie riechen auf Kilometer Entfernung, wenn jemand etwas von ihnen erwartet. Ich kann das nur bestätigen. Frauen können schon bei einem Kuss spüren: Der andere will Sex. Auch ich habe super Antennen für sowas und merke sofort, ob jemand eine bestimmte Absicht verfolgt. Manchmal kommt eine SMS: »Ich habe Lust, mich mit dir zu treffen und auszutauschen. Hast du Zeit?« Oder es kommt eine What's App: »Bist du noch wach? Lust auf einen Drink?« Im Nachhinein kommt dann heraus, dass diese Person Sex wollte. Warum nicht ehrlich sein und sagen, dass man Lust auf Casual Sex hat? Das macht mich richtig wütend, weil ich spüre, dass es eine andere Erwartungshaltung gibt, darüber aber nicht gesprochen wird. Sie steht wie ein rosa Elefant im Raum und mein Gegenüber tut so, als ob er nicht da wäre. Ich will aber wissen, worauf ich mich einlasse. Vielleicht will ich nur einen Talk und für Sex würde ich mein Haus nicht verlassen. Vielleicht habe ich Lust auf Sex, aber für einen gemütlichen Drink würde ich nicht vor die Tür gehen. Ich lebe und liebe Ehrlichkeit. Bei manchen anderen wird es verzwickt. Dann laufen viele Programme ab. Es kommt zu Ausreden wie Kopfschmerzen, Periode oder Müdigkeit, die als Entschuldigung herhalten müssen. Manchmal sogar zu Krankheiten. Besser wäre es jedoch, das Thema auf eine bewusste Ebene zu ziehen. »Ich habe heute Lust auf dich. Wie sieht es bei dir aus?« Dann kann die andere Person reinfühlen und antworten: »Ich bin total erschöpft, aber ich fände es toll, mit dir zu kuscheln und zu knutschen. Ob es zu mehr kommt, weiß ich aber nicht. Sei nicht enttäuscht, wenn es dabei bleibt.«

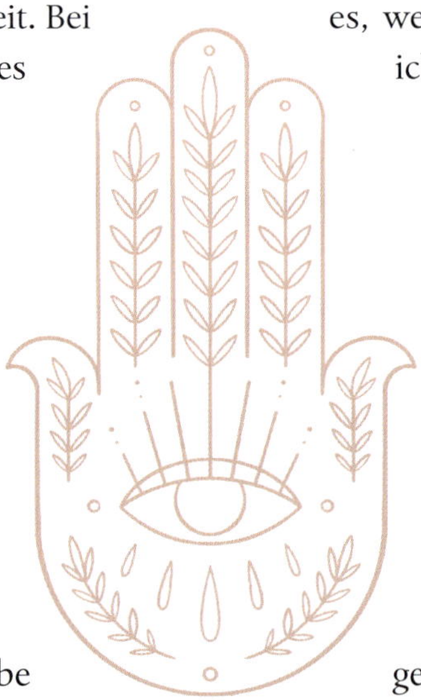

Ehrlich über Sex zu reden, das auszusprechen, was man gern hätte, und dem anderen Raum zu schenken, zu sagen, was möglich ist, enttabuisiert das Thema. Wir reden ja über alles andere auch. »Lust auf einen Kaffee?« »Ich habe leider keine Zeit. Aber wollen wir heute Abend zusammen essen und ausführlich reden?«

Die Übung »Who is it for?« aus dem Kapitel »Verantwortung« hilft mir dabei sehr. Es geht um eine wesentliche Unterscheidung: Wenn ich dich küsse, ist das für dich und deine Lust oder mache ich es, weil es mich anturnt? Wenn ich deine Genitalien anfasse, mache ich das, um dir Lust zu verschaffen oder weil es mir gefällt? Berühre ich deine Brüste so, dass du es genießt, oder so, dass es mich anmacht?

Auch während der Zweisamkeit ist Ehrlichkeit unerlässlich. Ich habe das ein paar Mal angesprochen und darauf hingewiesen, dass ich gerade nicht so berührt werde, wie ich das möchte, sondern dass mein Gegenüber gerade ohne Konsens von mir nimmt. Ich weiß, das klingt jetzt gerade etwas unsexy, doch mir ist es wichtig, dass beide ein tolles Sexerlebnis haben. Mit jemandem Sex zu haben, der sich meines Körpers »bedient« und die Berührungen so macht, dass es vor allem ihm selbst Lust verschafft, ohne dass ich dazu eingewilligt habe, finde ich doof. Vielen fällt es erst mal echt schwer zu verstehen, was ich meine. Ich gehe dann tiefer und sage: »Ich mag diese Berührung nicht. Für wen ist die?« Und es ist spannend, was dann passiert, denn ich bringe den Mut auf, ehrlich zu sein und meine Wahrheit auszusprechen, was mein Gegenüber oft ins Grübeln bringt. Nicht selten bekomme ich dann Tage später eine Nachricht: »Ich verstehe jetzt, was du meinst. Du hast recht, das war eher für mich als für dich.« Wow, so viel Ehrlichkeit bringt zwei Menschen näher und weiter als ein Weiterso.

EHRLICHKEIT LEBEN

1. Verabredet einen bestimmten Zeitraum, etwa einen Nachmittag oder die nächsten zwei Stunden, um absolut ehrlich zu sein.
2. Redet dabei in der Ich-Form.
3. Beobachte dich dabei, wie sich das anfühlt. Welche Emotionen kommen hoch? Wo traust du dich nicht, die Wahrheit zu sagen? Warum nicht? Wovor hast du Angst?
4. Wenn ihr mögt, könnt ihr abschließend in einen Austausch gehen.

PRÄSENZ LEBEN

Präsent sein bedeutet erst einmal, den eigenen Körper wahrzunehmen. Man kann zwar im Blickkontakt mit anderen Menschen, im Austausch oder im Gespräch sein, aber stets ist man fest in sich verankert und mit sich. Man verliert sich nicht im Außen, sondern bleibt mit seinem Bewusstsein ganz fest bei sich.

Gerade beim Sex ist das enorm wichtig. Das Gegenüber spürt, ob man abdriftet oder präsent ist. Du merkst ja auch, ob die andere Person »ausgecheckt« hat und nur noch körperlich anwesend ist. Sei es, dass sie den gemeinsamen Sex nicht mehr aktiv mitgestaltet und »hinhält« oder dass sie sich in einem Sexfilm im eigenen Kopf verliert, nur noch der eigenen Lust, der eigenen Fantasie und dem eigenen Höhepunkt folgt und nicht mehr empfänglich für deine Impulse ist.

DAS MÄNNLICHE KANN NUR
SO WEIT GEHEN, WIE DAS
WEIBLICHE SICH ÖFFNET.
UND DAS WEIBLICHE KANN
NUR SO WEIT GEHEN, WIE DAS
MÄNNLICHE PRÄSENT IST.

Ich beobachte oft, dass Männer beim Sex nicht mehr präsent sind. Es gibt diese Redewendungen: »Der Verstand ist in die Hose gerutscht« oder »Der denkt mit dem Schwanz« oder ist »schwanzgesteuert«. Ich empfinde es in solchen Momenten so, als sei der Mann auf eine Autobahn in Richtung Orgasmus aufgefahren. Hinweisschilder am Rand, tolle Raststätten, schöne Orte, die man besuchen könnte, werden nicht mehr wahrgenommen. Es läuft eine Art Programm ab, das die sexuelle Wahrnehmung einschränkt. Es ist nicht mehr möglich, die Partnerin wahrzunehmen und im Hier und Jetzt zu schauen, was die Situation gerade braucht. Was braucht es, losgelöst von den eigenen Ideen, Vorstellungen und eventuellen Sex-Tapes, die ins Laufen gekommen sind?

Bei Frauen erlebe ich häufig eine Passivität, eine gewisse Präsenzlosigkeit. Sie sind dann beim Sex zwar körperlich anwesend, aber nicht mehr aktiv. Sie gestalten den Sex nicht mehr mit, sondern verlieren sich im »Dreamland« von Einkaufslisten, To-dos und driften im Kopf ab. Sie checken aus und lassen den Sex über sich ergehen.

Bei ihnen ist es keine Autobahn, ich empfinde es eher so, als ob sie aus ihrem Körper auschecken. Der Körper bleibt im Bett, doch der Kopf fängt an wegzuwandern, zu denken und zu planen. Er entwickelt ein zu starkes Eigenleben.

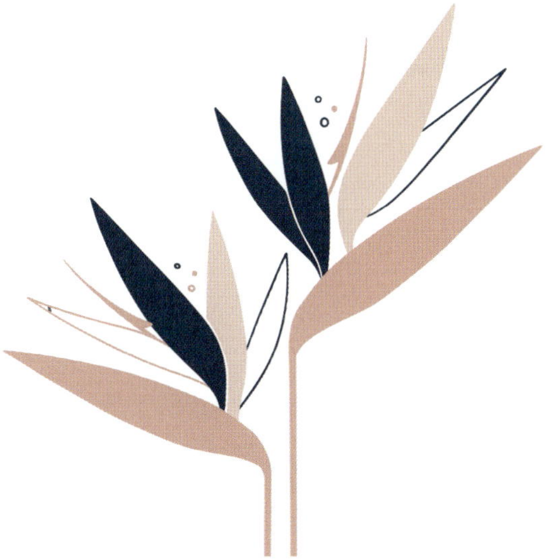

Die Frauen sind dann nicht mehr in der Lage, ihrem Partner oder ihrer Partnerin zu sagen und zu zeigen, was sie gerade brauchen. Was die Situation gerade braucht. Sie sind sprachlos und inaktiv und überlassen es dem anderen, den sexuellen Raum zu gestalten.

Sexuelle Begierde und Präsenz scheinen sich oftmals auszuschließen, dabei ist Gegenwärtigkeit gerade dann enorm wichtig, wenn die Lustkurve steigt oder fällt. Die Präsenz sorgt dafür, dass man flexibel und spontan bleibt, dass die Sinne offen bleiben, der Wahrnehmungskanal frei. Sowohl für die eigenen Bedürfnisse als auch für die des Sexpartners. Ansonsten wird man von seinen Dreamland-Fantasien völlig absorbiert oder driftet aus dem Körper heraus und bekommt nicht mit, was in Wahrheit geschieht.

Und nicht nur das. Auch die Flexibilität und die Spontanität gehen verloren. Ein Stellungswechsel oder gar ein Tempowechsel stoppt den Dreamland-Streifen im Kopf, der Hauptdarsteller fliegt unsanft aus seinem Film und alle Standfestigkeit ist dahin. Eine Frage, was denn los sei, ob es noch Spaß mache, was man sich wünsche – und die Hauptdarstellerin kann keine Antwort geben, weil sie gar nicht mehr am Geschehen beteiligt ist, sondern sich vielleicht mit der morgigen Präsentation auseinandersetzt.

» *Präsenz kann ein ganz schöner Eye-Opener sein. Statt Autobahn oder Apathie ist so viel mehr möglich. Flexibel fühlen, was es braucht, auf Signale reagieren und einen gemeinsamen Tanz finden und erleben.*

Ich muss dabei ans Tanzen denken. Vor Jahren habe ich Swing getanzt. Beim Lindy Hop habe ich gemerkt: Ich kann nicht nur mein Ding durchziehen. Ich muss mich immer auf mein Gegenüber einlassen. Wenn ich das nicht tue, haut das Tanzen nicht hin. Aber auch mein Gegenüber muss sich einlassen, erst dann entsteht ein Tanz, der Spaß macht. Wenn beide präsent im Augenblick sind, flexibel, spontan, und sich von jedem Moment neu überraschen lassen, dann entsteht Magie. Aber dafür braucht es Präsenz. Und das Vertrauen, sich auf jede Situation neu einzulassen.

Damit es mit dem Einlassen noch besser klappt, empfehle ich die folgende Schüttelübung. Sie kann kurz vor dem Sex gemacht werden, denn sie hilft, vom Kopf in den Körper zu kommen, die Gedanken loszulassen und ins Hier und Jetzt einzutauchen. Du kannst sie auch vor jeder anderen Übung in diesem Buch machen, da sie hilft, den Alltag abzuschütteln und sich auf eine neue Situation besser einlassen zu können.

SCHÜTTELÜBUNG

1. Mach schnellere Musik an, vielleicht sogar Trommelmusik, und schüttle dich zehn Minuten lang. Füße hüftbreit fest auf dem Boden, Knie weich.
2. Schüttle die Schultern, die Arme, die Hände, die Hüfte, die Beine. Es kann ein sanftes Schütteln sein, es darf aber auch ruhig wild und ausgelassen werden. Folge deinem Impuls.

DIE SECHS PFEILER DER LIEBE

Ich weiß gar nicht mehr, wo mir diese Idee zum ersten Mal begegnet ist. Es gibt die bekannten *Fünf Sprachen der Liebe* des US-amerikanischen Paar- und Beziehungsberaters Gary Chapman. Oft wird auch von den »Sechs Säulen einer funktionierenden Beziehung« gesprochen, manchmal sind es sogar acht Säulen. Doch was ist es, worauf eine lebendige Beziehung fußt? Was sind die wichtigsten Faktoren, auf die wir eine liebevolle, nährende und sexuell erfüllende Beziehung aufbauen können?
Ich habe jahrelang mit dieser Frage experimentiert und geforscht, bin immer tiefer in das Thema eingetaucht, weil ich gemerkt habe, wie wichtig ein tragendes Fundament bei Paaren ist. Schließlich habe ich die für mich schlüssigen sechs Pfeiler benannt. Wenn man diese Pfeiler für sich selbst und als Paar integriert hat, kann man darauf eine nährende Sexualität bauen:

1. Zeit & Langsamkeit
2. Präsenz & Achtsamkeit
3. Absichtslosigkeit & Ergebnisoffenheit
4. Neugierde, Offenheit & Spieltrieb
5. Kommunikation
6. Sicherheit

ERSTER PFEILER DER LIEBE: ZEIT & LANGSAMKEIT

Die meisten Menschen sind viel zu schnell, gerade wenn sie sich intim begegnen. Der durchschnittliche Sex (von der Penetration bis zum Samenerguss) in deutschen Betten dauert 5,4 Minuten. Holla, die Waldfee, das ist ordentlich kurz, dachte ich. Das ist ja ein Sprint. Wenn der Akt an sich schon so kurz ist, wie lange dauert dann wohl das Vorspiel? Warum muss das so schnell gehen? Warum können wir uns nicht mal bewusst Zeit nehmen? Zeit für uns selbst, als Paar, für die Sexualität, indem wir sagen: Du, lass uns mal verabreden, lass uns Zeit für Sex haben. Drei, vier, fünf Stunden nur du und ich und Raum für unsere Sinnlichkeit …
Wenn ich das in meinen Workshops vorschlage, werden die Teilnehmer:innen immer ganz unruhig. Was soll ich da machen? Fünf Stunden ist ja echt lange? Die Menschen denken, sie müssen fünf Stunden durchvögeln, aber das stimmt nicht. Es ist Zeit zum Kuscheln, zum Erforschen, zum Festhalten, zum Ausprobieren, für eine zweite und dritte Runde,

für Unterbrechungen und so weiter. Je mehr Zeit wir uns schenken, desto mehr öffnet sich ein Raum, in dem Dinge einfach geschehen. In dem wir in eine Art Flow kommen, in einen Sex-Flow, wo uns immer neue Dinge einfallen, die wir zusammen erleben wollen, wo wir genießen, schwelgen und zusammen im Hier und Jetzt ganz präsent sind.

Langsamkeit ist eine große Herausforderung. In meiner Praxis gebe ich Paaren Berührungs-Coaching oder zeige, wie Partnermassagen funktionieren. Ich beobachte dann, wie die Teilnehmer:innen über die Körper rasen, mit einer wahnsinnigen Geschwindigkeit alle Gliedmaßen berühren und in fünf Minuten durch sind, obwohl zwei Stunden gebucht wurden. Manchmal muss ich alle paar Minuten sagen: »Langsamer.« Und genau diese Langsamkeit ist für Paare sehr wichtig. Wenn die Geschwindigkeit rausgenommen wird, passiert ganz, ganz viel:

1. Wir können Grenzen viel besser wahrnehmen. Wenn man beim Sex von jemandem sehr schnell berührt wird, kann man seine Grenzen viel weniger wahrnehmen. Wenn du aber beim Sex ganz langsam bist, kann sich das Gegenüber viel besser fühlen. Es merkt, wie es berührt werden will, wo es angefasst werden soll, ob es mehr oder weniger Druck braucht. Und wenn es dann nicht nur Zeit zum Wahrnehmen, sondern auch noch zum Kommunizieren gibt, dann wird das Halleluja umso schöner, tiefer und intensiver. Dann sagt man: »Stopp, ich will lieber am Arm berührt werden« oder »Warte, ich will hier lieber noch etwas verweilen«. Oder man hat Raum und Muße zu sagen, dass der Druck viel zu stark ist. Jede Aussage, jede Korrektur verändert sofort das Geschehen, lenkt es in eine andere Richtung, der Fluss nimmt eine Biegung, verästelt sich, wird wilder und wieder sanfter.
2. Die Sinne werden geschärft. Du kannst dein Gegenüber viel besser wahrnehmen. Du kannst mit Langsamkeit bemerken, dass die Atmung sich verändert, die Hautfarbe, dass sich Härchen aufstellen oder dass der andere in die Entspannung geht oder in die Anspannung. Alle Sinne sind hellwach. Man empfängt laufend Signale, fühlt, ob man weitergehen soll,

mehr geben soll oder innehalten und verweilen möchte.

3. Wir kommen mit unseren Gefühlen in Kontakt. Wir leben in einer Gesellschaft, die unfassbar schnelllebig ist. Essen, schnell. Reden, schnell. Gehen, schnell. Doch wenn wir langsam werden, können wir viel leichter fühlen. Zwar haben viele Menschen vor dem Fühlen Angst. Klar, beim Sex können auch ungute Gefühle hochkommen: Scham, Schuld, Angst und Wut. Aber auch diese Gefühle dürfen beim Sex ihren Raum haben.

Für Gefühle gibt es in unserer Gesellschaft kein großes Spektrum. Es pendelt zwischen: »Mir geht's gut« und »Geht so«. Das heißt leider auch, dass wir uns mit der totalen Freude ebenso zurückhalten wie damit, dass wir mal sagen »Ich bin fucking wütend« oder »Mir geht's richtig, richtig scheiße« oder »Ich bin mega traurig«. Viele Menschen wären mit solchen Aussagen überfordert und wüssten nicht, was sie tun sollten.

Wichtig ist zu wissen, dass alle Erinnerungen und Erfahrungen, die wir je gemacht haben, in jeder Zelle unseres Körpers abgespeichert sind. Das heißt, bei einer Berührung kann das Gespeicherte in Form von Gefühlen und Erinnerungen an die Oberfläche kommen. Und wenn wir wirklich präsent und langsam sind, dann kann es anfangen zu fließen. Es kann gefühlt werden, da sein und langsam unser System verlassen. Ich kann dich nur ermutigen, dem Raum zu geben, denn am Ende wartet Frieden.

ALLES LANGSAM TUN

1. Nimm dir beim Essen vor, ganz langsam zu essen. Was nimmst du wahr? Was schmeckst du? Wie verändert sich das Essen? Die Temperatur? Die Konsistenz?
2. Langsam gehen. Was verändert sich an deinem Gang? An deinen Gedanken? Deiner Bewegung?
3. Langsam sprechen. Was fängst du an zu fühlen? Wie präsent bist du in deinem Körper?
4. Langsam Liebe machen. Was fühlst du in deinem Körper? Was fühlst du in deinen Genitalien?

ZWEITER PFEILER DER LIEBE: PRÄSENZ & ACHTSAMKEIT

Eine erfüllende Sexualität basiert auf Präsenz und Achtsamkeit. Ich beobachte, dass viele Menschen nicht wirklich achtsam und präsent in ihrem Leben sind. Die meisten von uns sind mit ihren Gedanken und auch Emotionen entweder in der Vergangenheit oder in der Zukunft. Selbst wenn wir einander berühren, sind viele nicht wirklich präsent im Hier und Jetzt. Die Gedanken wandern ab, sie driften durch Raum und Zeit, während das wundervolle Streicheln, das liebevolle Anfassen und selbst das köstliche Liebkosen völlig ohne Präsenz erfolgt, ohne Hingabe und ohne Achtsamkeit in der Berührung. Die Hand wird mechanisch bewegt, während die Gedanken Pirouetten drehen.

Man kann das sehr gut bei Massagen fühlen, die ich mir hin und wieder gönne. Es gibt Sessions, da merke ich, dass die Technik zwar perfekt ist, aber dass ich mich nicht wirklich berührt fühle. Die Berührung bleibt leer, mechanisch, sie erreicht meine Seele nicht. Ich verlasse nachher das Studio und hätte mir das Ganze eigentlich sparen können! Mein Körper ist zwar durchgeknetet worden, aber ich bin nicht berührt worden. Als Body-Workerin bekomme ich natürlich sofort mit, ob jemand präsent in der Berührung ist oder nicht. So eine Nicht-Präsenz bei der Berührung tut mir mittlerweile richtig weh.

Zum Glück gibt es andere Sessions, da werde ich in meiner Tiefe berührt. Da gehen die Sinne auf, da entspannt jede Zelle, die Seele öffnet sich und ich komme mir vor, als würde ich schweben.

» Wir unterschätzen häufig, wie kraftvoll Präsenz ist. Mit reiner Präsenz kann tiefe, nachhaltige Heilung geschehen.

Wer es schafft, anderen den Raum zu halten, präsent, achtsam, mitfühlend, gnädig zu sein, kann viel bewirken. Wenn sich jemand, der wahrhaft präsent ist, neben mich setzt, dann tut sich in mir meist schon allein dadurch sehr viel. Wenn ich meiner Partnerin oder meinem Partner mit so einer Präsenz begegne, dann gibt es einen ganz anderen Raum, in dem wir uns sehen, fühlen und lieben können. Denn dort werden wir wirklich wahrgenommen, werden gefühlt und gesehen – ohne beurteilt zu werden. Und das ist etwas, nach dem wir uns alle sehnen: Wir alle wollen in der Tiefe gesehen werden! Dein Partner nimmt zum Beispiel nur wahr, dass gerade dein Schmerzkörper aktiviert wurde – und dass das überhaupt nichts mit ihm zu tun hat. Er ist einfach da, bleibt präsent, hält den Raum, sodass die Emotionen durchgespült werden können, bis du wieder ansprechbar bist. Wenn es jemand schafft, so präsent zu sein, dann finden Trigger, Wunden und uralte Verletzungen ihre Heilung.

Leider sind viele Menschen, gerade wenn es um Sex geht, nicht präsent. Sie berühren Brüste oder Genitalien und sind dabei überhaupt nicht »anwesend«. Da wird gerubbelt und gedrückt, dass es wehtut, weil das gar nicht wahrgenommen wird.

Die folgende Übung kann dich immer mehr sensibilisieren. Die meisten Nervenendungen haben wir nach dem Mund und den Genitalien in den Händen und Fingern. Der Tastsinn ist der ausgeprägteste unserer Sinne. Schon Ungeborene können damit die Gebärmutterwand, die Nabelschnur und sich selbst ertasten. Wir können ganz viele Empfindungen in den Händen haben. Und genau das können wir trainieren und reaktivieren, wenn es uns etwas abhandengekommen ist.

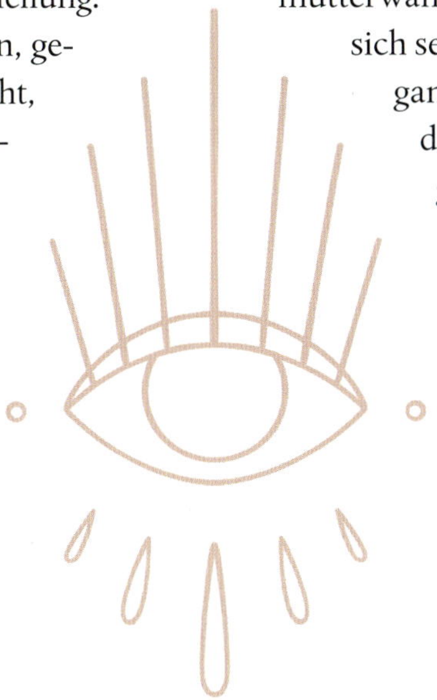

OBJEKTE HALTEN

1. Nimm jeden Tag für fünf Minuten etwas in die Hand. Jeden Tag etwas anderes. Einen Stein, einen Stift, ein Tuch und so weiter. Ertaste mit geschlossenen Augen, was du wahrnimmst. Form, Textur, Temperatur … So reaktivierst du deine Handflächen und Finger und wirst sehr präsent.
2. Wenn du nach einer Zeit des Übens einen anderen Menschen berührst, tust du das mit einer ganz anderen Präsenz, Langsamkeit und Achtsamkeit.

DRITTER PFEILER DER LIEBE: ABSICHTSLOSIGKEIT & ERGEBNISOFFENHEIT

Das ist der Pfeiler, der für die meisten Menschen am schwersten ist. Stell dir mal ehrlich die Frage: Warum hast du Sex? Hand aufs Herz, die Antwort lautet: wegen des Orgasmus. Oder?

Ich will dir gern mal eine andere Sicht präsentieren. Ich rede lieber von OrgasMUSS und OrgasKANN. Dazwischen liegt nicht nur ein großer Unterschied, sondern auch ein riesiges Feld an Möglichkeiten. Was ist, wenn du sinnlich mit deinem Gegenüber bist oder mit dir selbst bist, ohne dass der Orgasmus das Ziel sein muss? Bitte jetzt nicht nervös werden von wegen: Jetzt wird mir mein Orgasmus weggenommen. Das ist nicht das, warum es bei diesem Pfeiler geht. Sondern um die Möglichkeit, den Orgasmus nicht mehr so sehr in den Fokus zu stellen. Ihn eben als OrgasKANN, aber keinen OrgasMUSS mehr zu sehen.

Beim Sex gibt es ein Feld, in dem wir uns begegnen. Wenn das Ziel ist, einen Orgasmus zu haben, dann schießt der Erste auf Tor, trifft und das Spiel ist vorbei. Der Schuss aufs Tor klappt deshalb so gut, weil wir genau die Knöpfchen bei uns und beim Gegenüber drücken, die funktionieren. Wir küssen hier, lecken da, streicheln dort. Alles bekannt, alles routiniert und die Post geht ab. Orgasmus – check! Doch es wird langsam auch langweilig, denn wenn ich jeden Tag im gleichen Restaurant esse, dann geht die Überraschung, das Abenteuer, das Spielerische, die Entdeckerfreude und damit die Lust flöten. Denn wir sind viel am Tun, alles reiht sich wie gewohnt aneinander, viel Mechanik und der Druck, jetzt zu kommen. Bei Männern heißt das: »Ich muss meinen Mann stehen, eine Erektion haben. Ich darf nicht vor ihr kommen. Ich bin verantwortlich für ihren Orgasmus. Ich muss ein guter Liebhaber sein …« Bei Frauen bedeutet das: »Ich muss jetzt Sex haben, ent-

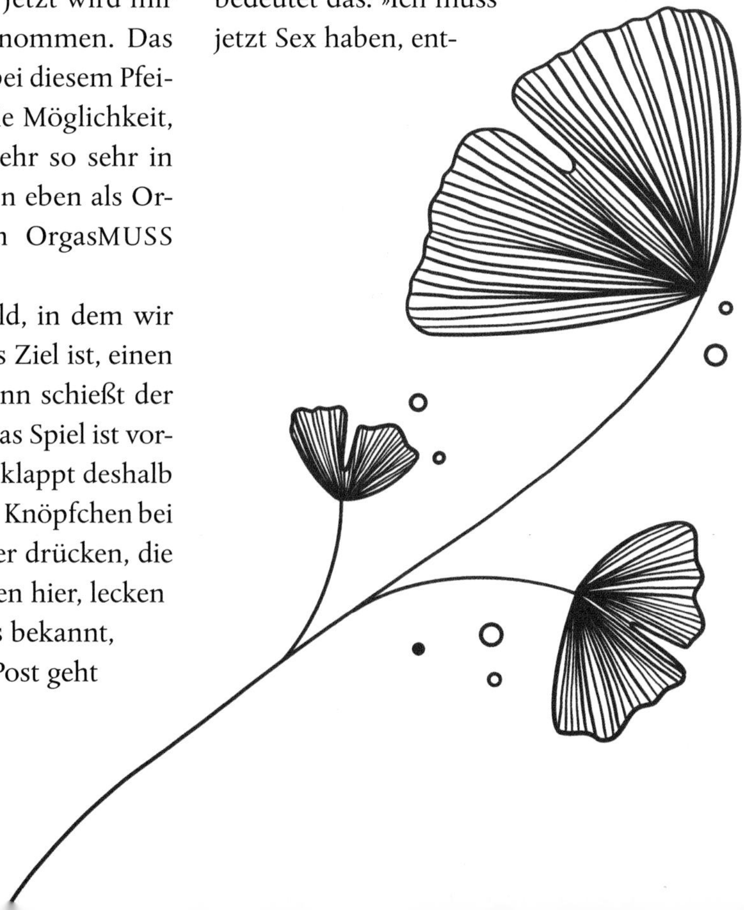

spannen, feucht werden, in meine Lust finden.« Oft kommt der Frust, wenn er schon wieder vor ihr gekommen ist oder sie wieder nicht in der Lage war, einen Orgasmus zu bekommen. Vielleicht greifen deshalb heute selbst junge Männer zu Viagra und Frauen täuschen den Orgasmus vor, um diesem Druck zu entkommen.

Wenn der Orgasmus aber aus dem Fokus rückt, dann können wir das ganze Feld bespielen und das verändert das gesamte Geschehen. Es gibt weniger Druck, weniger Müssen, weniger Stress. Es gibt mehr Raum für Überraschungen, das gemeinsame Spiel und die Abwechslung. Was wäre, wenn sich das nicht nur positiv auf die Sexualität, sondern auch auf die Partnerschaft auswirken würde?

Denn wenn es nicht mehr vorrangig um den Orgasmus geht, dann steht die gemeinsame Begegnung, das lustvolle Miteinander im Mittelpunkt. Man drückt keine Knöpfchen mehr, sondern begegnet sich jedes Mal neu. Somit eröffnet sich ein Feld der unbegrenzten Möglichkeiten. Es kann so viel mehr geschehen, es gibt so viel mehr zu spielen, auszuprobieren, zu entdecken und geschehen zu lassen. Was ist unser gemeinsamer Nenner heute? Was ist er morgen? Vielleicht wollen wir uns heute nur gegenübersitzen und in die Augen schauen, vielleicht nur gehalten werden, vielleicht wollen wir miteinander raufen oder uns die Fußzehen ablutschen oder wild übereinander herfallen und einander ordentlich durchvögeln? Doch es darf morgen schon wieder komplett anders sein. Anstelle von festgefahrenen Mustern darf man ehrlich sein und den anderen wirklich spüren, sich wirklich auf ihn einlassen. So bleibt der gemeinsame Sex frisch, neu, aufregend und selbst wenn man schon vierzig Jahre zusammen ist, gibt es Überraschungen und Entdeckungen.

ORGASMUS WEGLASSEN

Wie wäre es, einfach mal für zwei bis drei Monate den Orgasmus wegzulassen? Um zu schauen, was bleibt dann noch? Um herauszufinden: Wie begegnest du dir selbst beim Solo-Sex oder beim gemeinsamen Sex dem oder der anderen?

VIERTER PFEILER DER LIEBE: NEUGIERDE, OFFENHEIT & SPIELTRIEB

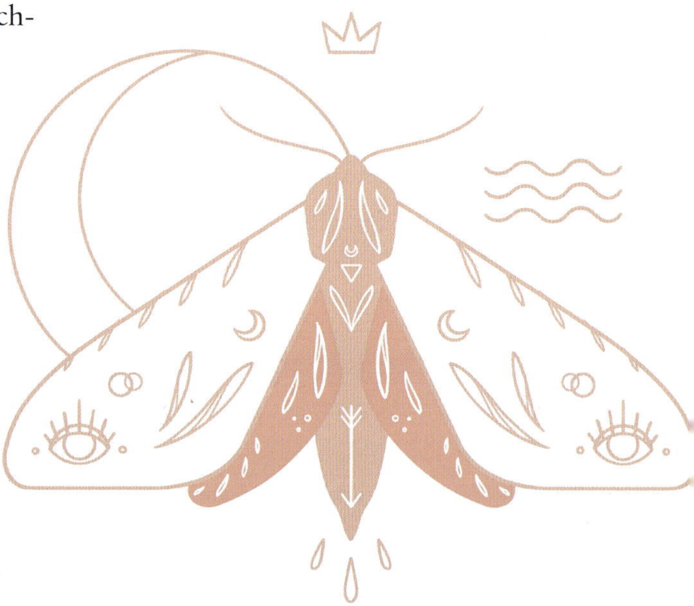

Dieser Pfeiler ist in seiner Wichtigkeit nicht zu überschätzen, weil wir als Erwachsene oft so bierernst geworden sind. Dabei ist es so schön, sich einfach mal wieder mit diesem Kindlichen in uns zu verbinden. Kinder springen morgens voller Elan aus dem Bett. Sie wollen dieses Leben begreifen, sie wollen sich begreifen und das mit einer unglaublichen Begeisterungsfähigkeit. Sie gehen raus, spielen und erforschen.

Es ist so einfach. So sinnlich. Sich morgen genüsslich mit Öl einzusalben und sich dabei zu fragen: Wie will mein Körper heute berührt werden? Was findet mein Körper gut? Meistens ist das Eincremen ja sehr mechanisch, da wird ganz schnell gecremt und weiter geht's. Doch wie machen es Kinder? Sie fühlen dabei, zeichnen Kringel auf die Haut, probieren, die Creme mit dem Handrücken aufzutragen, oder sie lassen die Beine aus. Da sind so viel Spieltrieb, Neugierde und Offenheit, aber auch Präsenz, Langsamkeit und Genuss.

Wenn wir einander bei der Sexualität auch so begegnen könnten – wie wäre das? Wenn wir mit dieser Offenheit feststellen, dass er oder sie jeden Tag ein bisschen anders ausschaut, anders schmeckt, sich anhört, anfühlt? Wenn wir uns auf dieses kleine Wunder freuen und neugierig erforschen, wie die Person heute riecht?

Wenn wir uns immer wieder aufs Neue überraschen lassen und uns mit dieser Offenheit, mit dieser Neugier begegnen? Da kann man schon ewig zusammen sein und es wird nicht langweilig.

ZUM ERSTEN MAL

1. Stell dir vor, du erlebst etwas zum ersten Mal.
2. Zum Beispiel liegt draußen Schnee. Spiele das Spiel, dass du Schnee zum ersten Mal siehst, und geh auf Erkundungsreise. Wie knirscht dieser Schnee unter deinen Schuhen? Was für abgefahren Geräusche macht das? Wie läuft es sich darauf? Wie schmeckt Schnee? Er schmilzt auf der Haut. Man kann ihn hart machen, Bälle formen, das Licht spiegelt sich bunt darin.
3. Genieß deinen Entdeckertrieb. Wirf dich in den Schnee. Mach eine Schneeballschlacht. Bau einen Schneemann. Lass das Kind in dir raus und entdecke die Magie in allem.
4. Durch diese Übung begegnest du dem Leben wieder ganz neu. Du kannst auch zum ersten Mal duschen, schwimmen oder eine Traube essen.

Das Sein in dieser Entdeckerlust ist wie ein Liebe machen mit dem Leben, und das ist so schön! Genauso kannst du auch deinen Partner oder deine Partnerin neu entdecken. Sich zum ersten Mal begegnen. Oder den Körper des anderen völlig neu entdecken, sich in der Achselhöhle verlieren, in der Kniekehle. Wie riecht sie? Wie schmeckt er? Wie verhält sich die Haut, wenn du daran ziehst? Drückst? Kitzelst?

So erweiterst du das Spielfeld der Sexualität und völlig neue Dinge werden möglich. Ich kenne jemanden, der kann einen Orgasmus an den vorderen Zähnen haben, andere haben Herzorgasmen. Denn durch den Spieltrieb und die Neugierde holen wir den ganzen Körper ins Sexboot. Und jede Zelle des Körpers ist in der Lage, orgiastisch zu sein. Auch der Rücken, die Füße oder eben die Schneidezähne.

FÜNFTER PFEILER DER LIEBE: KOMMUNIKATION

Eine gute Kommunikation ist das A und O in einer Partnerschaft – und der Sexualität. Und kann mitunter ja auch ganz schön sexy sein. Anfangs aber ist Kommunikation eine Herausforderung. Wenn man zum Beispiel bemerkt, dass sich das Gegenüber beim Sex echt Mühe gibt, aber man eigentlich so nicht berührt werden mag. Dann kommen viele Emotionen ins Spiel: Man will nicht enttäuschen, will nicht zickig wirken, kompliziert oder als Spielverderber:in dastehen. Deshalb hält man den Mund und aus, obwohl es nicht schön ist.

PRAXISBEISPIEL

In solchen Momenten ist eine gute Kommunikation vonnöten. Ansonsten kann es gehen wie bei einem Paar, das in meine Praxis kam. Er hat sie jahrelang auf eine bestimmte Art angefasst, die sie nie wollte. Aber sie hat sich nicht getraut, es zu sagen. Nun kam es raus, und es stellte sich heraus, dass er es nur ihr zuliebe gemacht hat. Er selbst fand es auch nicht so doll.

Beim Sex stößt die Kommunikation an ihre Grenzen, wenn die Betreffenden nicht wissen, was sie selbst wollen oder was der Partner oder die Partnerin eigentlich will. Da hilft es, die anderen Pfeiler der Liebe als Unterstützung dazuzuholen. Der Offenheit und Neugier mehr Raum zu geben und eben auszuprobieren und herauszufinden, was gefällt und was abturnt. Und wenn es den Raum der Absichtslosigkeit gibt, kann experimentiert werden, bis beide Seiten glücklich sind.

Ich will noch mit einem vermeintlichen No-go aufräumen. In meiner Praxis höre ich immer wieder: Wenn man beim Sex redet, sei das liebestötend. Ich denke, das stimmt nicht. Ich finde es toller, wenn jemand den Mund aufmacht und sagt, was ihm oder ihr gefällt oder nicht gefällt. Dann denke ich mir: Gott sei Dank und Halleluja! Weil dann die Verantwortung nicht bei mir liegt, im Dunkeln zu tappen und es herauszufinden. Ich bin dann unendlich dankbar, auch weil ich dann nicht unbewusst irgendwelche Grenzen überschreite, Dinge tue, die missfallen, vielleicht sogar erschrecken. Es ist schön, wenn mein Gegenüber verantwortungsbewusst mit sich umgeht und offen kommuniziert, was gerade passiert, wo es gerade steht, was es fühlt. Eine offene, ehrliche und transparente Kommunikation ist sexy!

In der Sexpositiven Szene gibt es hierbei ein Kommunikationsritual: RBDSM.

Das Akronym setzt sich aus den Anfangsbuchstaben von **R**elationship, **B**oundry, **D**esire, **S**TI und **M**otivation zusammen. Beide Partner:innen führen das RBDSM durch, bevor sie intim werden. Ich finde, RBDSM ist ein toller Kommunikationsanlass bei Affären, One-Night-Stands, Casual Sex und offenen Beziehungen. Aber auch in der regulären Partnerschaft kann man viel über sich und den Partner, die Partnerin herausfinden.

RBDSM

- **R steht für Relationship, also Beziehung.** *Das heißt: Lass uns mal kurz einchecken, bevor wir miteinander intim werden. Ich bin Single. Oder ich bin in einer offenen Beziehung. Oder ich bin in einer Partnerschaft, mein:e Partner:in weiß nicht, dass ich hier bin … Auf diese Art wissen beide genau, wo das Gegenüber steht und was man emotional erwarten kann. (Zugegebenermaßen erübrigt sich R in der Partnerschaft, aber die restlichen Punkte sind auch dort spannend.)*
- **B wie Boundry (auf Deutsch: Grenzen).** *Das könnte heißen: Ich möchte nicht, dass die Genitalien ohne Kondom berührt werden. Ich möchte nicht, dass du in meine Nippel reinkneifst. Ich möchte, dass du um Erlaubnis fragst, bevor du mir etwas in irgendeine Körperöffnung steckst. Ich möchte nicht am Po berührt werden, am Kitzler oder an den Kniekehlen … Findet hier ehrlich heraus, was ihr nicht mögt. Du wirst überrascht sein, wie viel du über deine:n Partner:in noch nicht weißt.*
- **D wie Desire (auf Deutsch: Begierde).** *Was möchtest du gern mit mir erleben? Ich möchte Haut an Haut kuscheln. Ich merke, ich habe da echt eine Sehnsucht. Ich will anal genommen werden oder einen Dreier erleben. Ich will Bondage, Energy Sex oder Raufen … Lerne deine Wünsche auszusprechen. Auch deinem Lieblingsmenschen gegenüber. Ich stelle immer wieder er-*

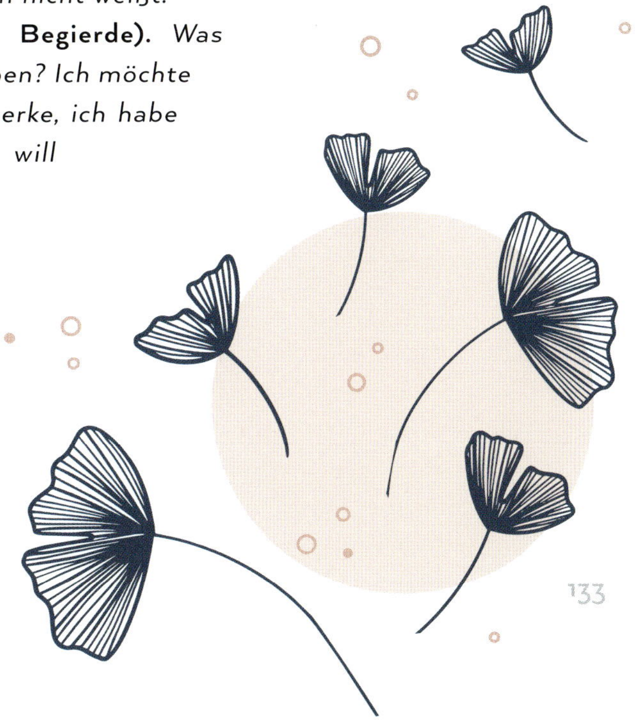

staunt fest, dass es Menschen leichter fällt, beim Casual Sex über Grenzen und Wünsche zu reden, als mit ihrem Partner. Das kannst du ändern.

- **S wie STI (Sexually Transmitted Infection, auf Deutsch: sexuell übertragbare Krankheiten).** *Hier kommuniziert man Dinge wie: Ich habe meinen letzten HIV-Test im Mai gemacht. Das Ergebnis war negativ. Ich habe einen Abstrich der Genitalien, Anus und Rachenraum ebenfalls im Mai gemacht. Ich bin getestet auf Chlamydien, Gonorrhoe, Syphilis und so weiter. Ich bin geimpft gegen Hepatitis A und B. Ich benutze immer Kondome. Ich habe HPV/Feigenwarzen/Herpes an den Genitalien oder am Mund und so weiter … Bei diesem Punkt spürst du sofort, wie verantwortungsvoll jemand ist. Wenn der letzte STI-Test Jahre zurückliegt und ich das Gefühl habe, das wird nicht sonderlich ernst genommen, würde ich nicht weitergehen. Denn entweder hier ist super Safer Sex angesagt oder ich habe eventuell keinen Sex mit dieser Person. Auch das finde ich spannend, mit dem Partner zu besprechen. Wann habt ihr den letzten HIV-Test gemacht? Hast du HPV gecheckt? Kennt dein Partner das Ergebnis? Wie sieht es mit Herpes aus? Und so weiter.*
- **M wie Motivations (auf Deutsch: Motivation).** *Was erwartest du dir? Vielleicht bist du total verliebt und erwartest, dass aus dem Casual Sex mehr wird? Vielleicht willst du aber auch nur Sex. Hier wird abgeklärt, was jede:r will. Wie viel willst du? Willst du weniger als ich? Oder mehr? Hier werden einfach alle Karten auf den Tisch gelegt und jede:r weiß, woran er/sie ist. Auch das finde ich in einer Partnerschaft super. Du hast Lust auf einen Quicky? Du willst stundenlangen Sex? Du willst Sex, der dir das Herz öffnet? Slow Sex? BDSM? Du weißt es noch nicht? Was erwartest du dir von der nun folgenden sexuellen Begegnung? Sei ehrlich und sprich es aus.*

Ich finde diese klare Kommunikation wunderbar. Ich lasse mich auf nichts ein, worauf ich keine Lust habe. Ich will keine Affäre sein oder mit jemandem intim sein, der nicht auf seine und meine Gesundheit achtet. Ich will nicht, dass sich plötzlich doch herausstellt, dass mehr erwartet wird. Und ich will auch nicht mehr die ganze Zeit Angst haben, dass ich meine Grenzen klären muss. Das RBDSM nimmt immens viel Druck, Stress und Sorgen aus der gemeinsamen Intimität raus und sorgt für ein ziemlich entspanntes Spielfeld.

ERLAUBNIS ERTEILEN

1. Beim Sex oder dem gemeinsamen Liebesspiel wird der Mann oder die Frau gefragt, ob man in sie eindringen darf. Mit dem Finger, dem Penis, dem Toy.
2. Der oder die Befragte fühlt in sich hinein, ob ein Ja oder ein Nein kommt.
3. Bei einem Nein darf das Vorspiel in die nächste Runde gehen, bis die Person aufnahmebereit ist.
4. Sollte es bei einem Nein bleiben, ist das von beiden Partner:innen zu akzeptieren und der Sex darf sich anders weiterentwickeln.

SECHSTER PFEILER DER LIEBE: SICHERHEIT

Sicherheit ist superwichtig und sehr individuell. Hier können Fragen eine Rolle spielen wie: Was brauchst du, um dich in einer Partnerschaft sicher zu fühlen? Wie ist der Raum, in dem der oder die andere so für dich da ist, dass du dich gehört und gesehen fühlst? Was gibt dir Sicherheit?

Vielleicht weißt du, dass die Wände eurer Wohnung eher dünn sind, sodass die Nachbarn euch beim Sex hören können. Das stresst dich jedes Mal total. Du kannst da nicht wirklich loslassen. Wie könnte eine Lösung aussehen? Oder du willst Bondage ausprobieren, aber neben dem Bett muss eine Schere liegen, weil du sonst Angst hast, dass du die Fesseln nicht aufkriegst … Wenn man diese Dinge aussprechen und klären kann, entsteht Sicherheit. Wenn man jedoch merkt, das Gegenüber hört nicht zu und ist nicht präsent, wirkt sich das auf das Nervensystem aus. Man geht in den Kampf-, Flucht- oder Erstarrungsmodus. Dann ist kein Loslassen möglich, keine Hingabe und letztlich auch kein Orgasmus. Dann droht die Gefahr, dass du über deine Grenzen gehst oder den oder die andere über deine Grenzen gehen lässt.

Wenn wir uns sicher fühlen, wenn Raum für Offenheit da ist, eine gute Kommunikation möglich ist, dann entsteht Vertrauen. Der Körper und die Seele können sich öffnen – und das ist die beste Basis für guten Sex. Deshalb finde ich diesen (und die anderen fünf) Pfeiler so wichtig und so unendlich wertvoll. Man kann tiefer und tiefer in den Sex einsteigen. Sich immer mehr fallen lassen, immer weitergehen. So entsteht eine erfüllte Sexualität und damit auch eine erfüllte Partnerschaft. Es lohnt sich, sich dafür zu verabreden, die sechs Säulen ganz gezielt für sich zu leben. Selbst wenn es nur einmal im Monat klappt, ist das schon eine absolute Bereicherung.

WO FÜHLST DU DICH ÜBERSEHEN?

1. Nimm dir Papier und Stift und fünfzehn Minuten Zeit.
2. Setz dich hin und überleg dir, wo du noch nicht richtig gesehen wirst? Wo wünscht du dir mehr Lob? Mehr Anerkennung? Oder auch weniger Stress, weniger Streit? Wo kommuniziert ihr noch nicht ehrlich? Schreib alles auf.

DAS WEIBLICHE UND DAS MÄNNLICHE PRINZIP

Wir leben in einer Welt der Dualität. Es gibt darin zwar zwei Pole, doch sie bedingen sich. Sie stehen daher nicht im Widerspruch, sondern sind einander eine Ergänzung. Yin und Yang heißen die beiden Seiten im Tao. Ihr Symbol ist dabei auch ein gutes Sinnbild für die unterschiedlichen weiblichen und männlichen Qualitäten.

Jeder Mensch hat sowohl Yin- als auch Yang-Eigenschaften in sich. Man sagt, dass bei Frauen in der Regel das Yin überwiegt, es aber natürlich auch Yang gibt. Während es bei Männern umgekehrt ist. Jeder hat also beides – nur in unterschiedlichen Ausprägungen. Das männliche Prinzip (Yang, Shiva oder wie du es nennen magst) lässt sich sehr gut an Spermien erklären: Da ist viel Aktivität, Action und Vorwärtsstreben, Zielorientierung und Fokussierung. Aber eben auch Kurzlebigkeit.

Das weibliche Prinzip (Yin oder Shakti) symbolisiert die Gebärmutter. Es ist eher wie ein Raum, der nicht sichtbar ist. Es braucht Zeit, Bedingungslosigkeit, Absichtslosigkeit, Kontrollverlust und Hingabe in diesen Raum – und dann kann dort etwas Wunderschönes entstehen. Ein Kind, eine Vision, ein Unternehmen, ein Projekt, ein Traum oder ein Zuhause vielleicht.

» *Wichtig ist, dass Yin und Yang zwei komplett unterschiedliche Energien sind; zwei komplett unterschiedliche Herangehensweisen ans Leben und auch an Sex und Beziehung. Es gibt hier kein Richtig oder Falsch, beide haben ihre Berechtigung und sind enorm wichtig.*

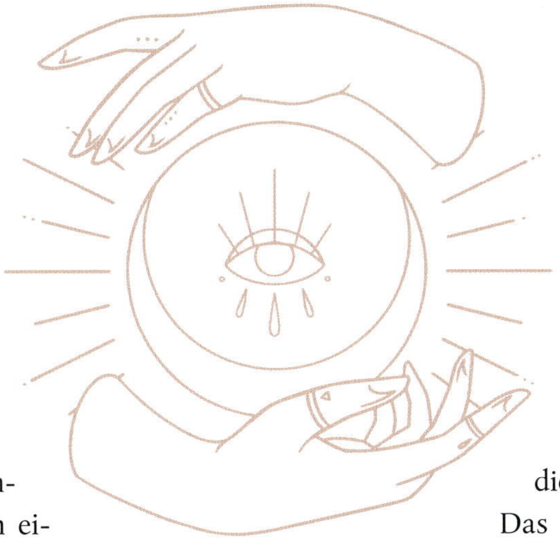

In meiner Wahrnehmung leben wir in einer Welt, die das Yang, das männliche Prinzip, verehrt und die Gesellschaft danach geformt hat. Das sehe ich in der Politik, im Gesundheitswesen, im Bildungswesen, bei der Religion, in der Art und Weise, wie wir unsere Kinder gebären sollen, und selbst beim Sex. Es geht um Aktivität, Zielorientierung und Fokus. Doch für Hingabe, Zeit, Nichtwissen und Absichtslosigkeit gibt es weder den Raum noch die Wertschätzung. Das wirkt sich natürlich auch auf unsere Sexualität aus. Meistens ist sie sehr kurz, zielorientiert auf den Orgasmus und es gibt ganz viel Action. Da wird viel getan und es ist alles sichtbar, etwa im Porno, wo jede Bewegung, jede Erregung visuell nachvollziehbar gemacht wird. Doch der weibliche Aspekt geht tendenziell verloren. Dass es langsam gehen darf und man nicht sieht, was sich im Inneren eines Menschen an Lust entwickelt.

WENN SEX MEHR ZEIT BEKOMMT UND BEDINGUNGSLOS WIRD, KANN SICH SO VIEL ENTWICKELN. SO VIEL MEHR KANN GESCHEHEN.

Ich finde es sehr schade, dass unsere Sexualität so sehr durch Pornos geprägt ist. Dort gibt es beispielsweise nie Slow Sex zu sehen. Was würden die Zuschauer:innen denn auch sehen? Minutenlang nichts, weil sich das Spüren, das Reinfühlen, das Genießen unsichtbar für ihre Augen im Inneren des Darstellers oder der Darstellerin abspielt.

Viele Menschen machen bei der heute üblichen Sexualität mit, weil sie schlichtweg nichts anderes kennen. Durch die Medien, durch Freund:innen oder Familie wird häufig nur die männliche Art der Sexualität kommuniziert. Sie wird als wahr und richtig angesehen. Doch wenn Frauen (und Männer) zu mir in die Praxis kommen und ich mit ihnen arbeite, dann erleben sie eine andere Art der Berührung, des Sein-Dürfens. Ganz oft erfahren sie dabei große Erleichterung. Auch Tränen fließen oder lustvolle Lacher zeigen sich. Hin und wieder höre ich den Satz: »So bin ich noch nie berührt worden.« Meine Kund:innen erzählen mir dann oft, dass es schon länger eine Unzufriedenheit mit ihrem Sexleben gab. Doch dass sie gedacht haben, dass mit ihnen etwas nicht stimmen würde. Etwas in ihnen kaputt sei. Sie einfach ihren Partner oder ihre Partnerin nicht mehr lieben würden. Oder dass ihr Körper mit Erkrankungen wie Pilzen, Infekten und Schmerzen nach dem Sex reagieren würde.

Ich plädiere dann immer dafür, dass sie Verantwortung für ihren Sex übernehmen (siehe Kapitel »Eigenverantwortung«). Dass sie ehrlich zu sich selbst sind, wann sie wirklich schnellen Sex toll finden und wann sie eine andere – meist neue – Art von Sexualität mit ihrem oder ihrer Liebsten erleben wollen.

DER FLUSS DER LIEBE: PLUS- UND MINUSPOLE

Ich habe aus der tantrischen und taoistischen Tradition gelernt, dass wir Menschen Plus- und Minuspole in uns haben und in der Regel eine Sehnsucht spüren, mit unserem Pluspol vom Gegenüber angenommen werden. Ich habe in meiner Arbeit die jahrtausendealten Lehren und Überlieferungen erforscht und gemerkt: Das geht voll auf. Daher will ich dieses Wissen jetzt mit dir teilen. Die Pluspole liegen bei Frauen in ihren Brüsten. Das heißt, Frauen wollen gern mit ihren Emotionen und Gefühlen gesehen und angenommen werden.

»Im Minuspol sitzen die Verletzungen. Das heißt Männer verschließen und verpanzern ihr Herz, während Frauen ihren Schoßraum verpanzern. Bei beiden Verpanzerungen geht keine Emotion, keine Energie, keine Liebe mehr raus oder rein.

Während bei Männern der Pluspol im Penis liegt, daher wollen Männer mit ihrer Sexualität gesehen und angenommen werden. Was oft als »schwanzgesteuert« verunglimpft wird, könnte man auch anders deuten: Für den Mann ist Sex die Art und Weise, seine Liebe zu zeigen. Der Penis ist sein Liebesinstrument. Frauen wollen hingegen ihr Herz verschenken und zeigen ihre Liebe über die Brüste, den Herzraum.

Seit mir das Wissen um diese Pluspole zuteilwurde und ich viel damit ausprobiert habe, habe ich deutlich mehr Verständnis, auch für die Probleme, die wir miteinander haben können. Jedem Pluspol liegt nämlich ein Minuspol gegenüber. Während der Pluspol (also Herz/Brüste beziehungsweise Penis) die gebenden Pole sind, liegt ihnen der empfangende, passive Minuspol gegenüber. Der Haken ist, dass wir genau im Pluspol übergriffig werden können. Frauen werden gern mal im emotionalen Bereich verletzend, Männer eher in der Sexualität.

Es entsteht Angst davor, sich im Minuspol (Schoß der Frau, Herz des Mannes) zu öffnen, weil man zu oft erfahren hat, wie weh das tun kann. Frauen erleben dann Männer, die sich wünschen, mit all ihrer Sexualität, Leidenschaft und Liebe angenommen zu werden. Doch Frauen gehen dann oft in die Verachtung und sagen: »Ja, ja, du willst doch nur Sex.« Und Frauen wollen mit ihren Emotionen gesehen werden und sich verbinden. Doch der Mann kann sein Herz nicht öffnen und sie mit ihrem »Gefühlsstrudel« hineinlassen. Das ist ein riesengroßer Schlamassel. Denn nur, wenn die Pole offen sind, kommt der Fluss der Liebe zum Strömen. Die Frau schenkt dem Mann ihre Liebe, ihr Herz fließt über und öffnet sein Herz. Die Liebesenergie erfüllt seinen Herzraum und fließt von dort in seinen Schoßraum. Über den Penis schenkt er der Frau seine Liebe, erfüllt ihren Schoß damit. Diese Liebesenergie steigt in ihr auf und kehrt zu ihrem Herzen zurück, wo der Reigen auf ein Neues startet. Das Gleiche geschieht natürlich auch bei homosexuellen Paaren.

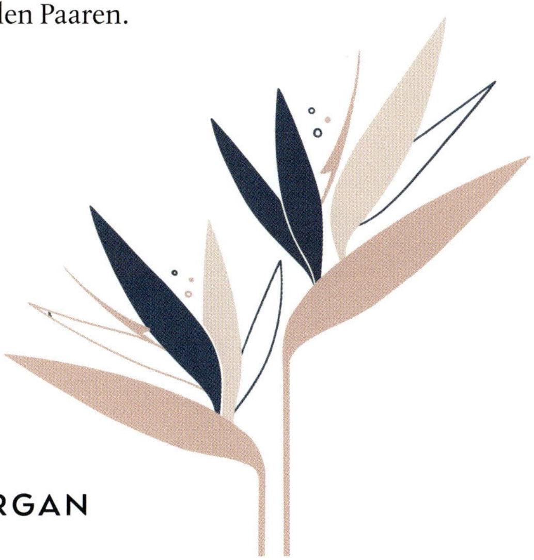

DAS VERGESSENE LIEBESORGAN

Dieses alte Wissen ist leider fast verloren gegangen. Gerade Penisträger haben vergessen, dass ihr Organ ein Liebesinstrument ist. Der Penis wird oft für die schnelle Befriedigung benutzt und dabei letztlich »missbraucht«. Dafür, Alltagsstress abzubauen oder Druck abzulassen. Ich persönlich finde es sehr unsexy, wenn mich jemand als energetischen Mülleimer benutzen möchte.

» *Wenn wir uns daran zurückerinnern, dass der Penis ein Liebesorgan ist, der dafür gemacht ist, Liebe zu schenken, dann verändert sich alles.*

Selbst wenn der Mann vergessen hat, dass er neben seinem Herzen ein weiteres Liebesorgan besitzt, kann eine liebevolle, anerkennende, respektvolle Haltung seiner Partnerin oder seines Partners dafür sorgen, dass sich sein Verständnis erweitern kann. Ich kenne Männer, die nach einer achtsamen, liebevollen und wertschätzenden Liebesberührung ihres Penis sagen: »Wow, Wahnsinn, so bin ich noch nie berührt worden.«
Ich wiederum habe dreimal in mei-

nem Leben Sex gehabt, bei dem der Mann sich dieses alten Wissens bewusst war. Der Akt mit einem liebenden Penis, einem präsenten Mann, in einem bewussten, entspannten Liebesspiel war mindblowing. Es waren Männer, die wirklich darum wussten, die viele Jahre mit sich, ihrer Sexualität und ihren Genitalien gearbeitet haben. Das war etwas völlig anderes als das Übliche. Es fühlte sich an, als ob mit meiner Seele Liebe gemacht wird, als ob ich von der Liebe selbst penetriert würde. Das lässt sich mit keinem anderen Sex vergleichen.

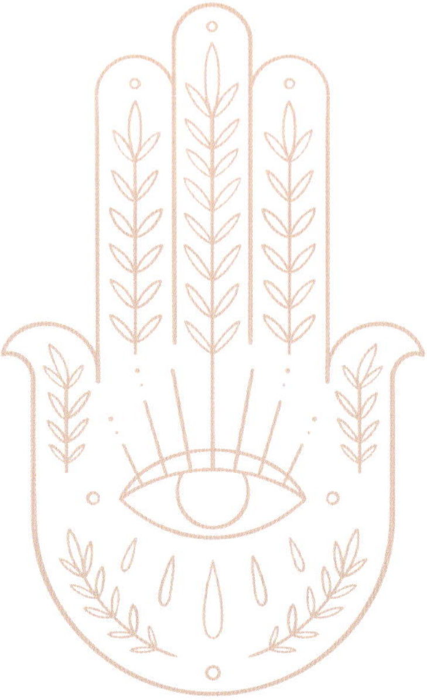

Natürlich sind die meisten Männer weit davon entfernt, ihren Penis als Liebesorgan wahrzunehmen. Unsere Gesellschaft ist einfach von einem bestimmten Verständnis von Sex geprägt und der Pornokonsum tut sein Übriges dazu. Viele haben über Pornos gelernt, wie Sex geht und auszusehen hat. Leider ist das manchmal eine sehr ungesunde und eine sehr schädliche Sichtweise. Die Frau, die immer will und sofort bereit ist. Der Mann, der immer kann, mit dem stundenlangen Ständer. Die Realität sieht, wie du ja weißt, oft ganz anders aus.

» Deshalb ist es so wichtig, dass sich auch die Männer daran erinnern, wozu ihr Penis noch fähig ist. Dann geht es nicht mehr nur ums Ficken, sondern um alles. Dieser Sex bringt Männer wie Frauen wirklich in andere Dimensionen – ganz ohne Drogen.

Das Wissen um diese Dualität kann uns helfen, einander besser zu verstehen – und zu verzeihen. Das andere Geschlecht ist einfach anders gepolt, hat eine andere Ausdrucksform der Liebe. Es fällt uns dadurch vielleicht leichter, sein Angebot zum Sex als Liebesbotschaft zu verstehen oder umgekehrt das Angebot zu einem Gespräch als Liebesraum zu interpretieren.

Bei der folgenden Übung ist es sehr schön, wenn das Paar noch mal in eine bewusste Verbindung geht. Wenn sie sich erlauben, Nähe und Intimität zuzulassen. All der Stress, der Druck und die To-do-Listen werden zur Seite gepackt, sodass das Paar Raum findet, sich zu begegnen. Außerdem ist Summen sehr gut, um den Vagusnerv zu aktivieren. Dadurch fühlen wir uns sicher und geborgen. Wenn wir als Paar gemeinsam summen, kreieren wir ein Feld der Geborgenheit, der Gemeinsamkeit, der Sicherheit und neuer sexuellen Möglichkeiten.

TIBETANISCHES SUMMEN

1. Ihr sitzt euch im Schneidersitz gegenüber und haltet euch über Kreuz an den Händen.
2. Dann schaut ihr euch in die Augen und summt zehn Minuten lang gemeinsam. Dadurch wird der Vagusnerv positiv aktiviert. Summen ist kraftvoll, sorgt für Entspannung im Beckenbereich und vermittelt Sicherheit.
3. Am Ende trennt ihr euch. Ihr macht mit der Hand eine Art schneidende Bewegung zwischen euren Körpervorderseiten und durchtrennt so eine unsichtbare energetische Verbindung, die entstanden ist. So verliert ihr euch nicht so leicht im anderen.

Noch einen kleinen Exkurs zum Vagusnerv: Je nachdem, wie sicher oder unsicher wir uns fühlen, wird der Nerv aktiv. Fühlen wir uns bedroht, gestresst und unsicher, ist er nicht aktiv. Er »springt an«, wenn es ein Gefühl von Sicherheit, Geborgenheit und Schutz gibt. Erst dann können wir uns wirklich fallen lassen. Unser Nervensystem im unsicheren Modus sorgt sonst dafür, dass unser Verstand auf Hochtouren arbeitet, alle Muskeln angespannt sind, Hunger und Verdauung ausgeschaltet werden und so weiter. Das heißt, wir müssen das Nervensystem also zuerst beruhigen, damit wir uns vertrauensvoll auf jemanden einlassen können.

Der Tantrische Quicky ist auch eine gute Methode, um sich nahe zu sein, selbst wenn langer Sex nicht funktioniert oder gerade nicht möglich ist. Viele Paare kennen das wahrscheinlich, dass schlichtweg die Zeit für Sex fehlt. Oft ist nach einem langen Arbeitstag oder nach einem zähen Zubettbringen der Kinder auch keine Energie und Muße mehr vorhanden. Der Tantrische Quicky ist eine wunderbare Art, mühelos intim zu sein. Er erfordert nicht viel Action oder Sinnlichkeit. Dadurch werden Gefühle verstärkt, die sagen: »Gut, der/die Liebste ist da, bleibt da und geht nicht weg.« Und das Gegenüber bekommt das Gefühl von: »Ich darf hier sein, ich werde eingelassen, ich bin willkommen.« Täglich zwanzig Minuten tantrischer Quicky ist wunderbar für eine Partnerschaft und eine erfüllte Sexualität. Homosexuelle Paare können ihre eigene Art und Weise dieses Quickies finden.

TANTRISCHER QUICKY

1. Zuerst massiert der Partner die Brüste der Frau. Ausführlich für fünf bis zehn Minuten in aller Liebe und Achtsamkeit.
2. Dann führt er seinen Penis in ihre Vagina ein. Das kann mit einem erigierten Glied oder einem weichen Penis passieren.
3. Nun ruht der Penis bewegungslos in der Vagina.
4. Die Partner sind sich nahe, schauen sich in die Augen, können sich austauschen, sich fühlen und bonden.

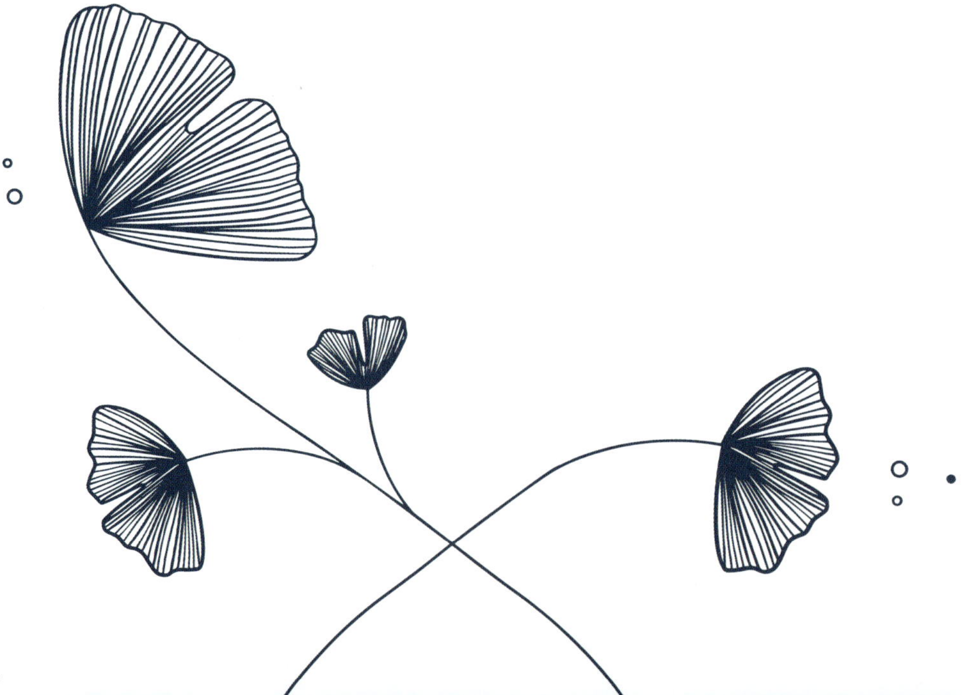

WIE ENTSTEHT ALSO EINE NÄHRENDE SEXUALITÄT?

In meinen Kursen »Handwerkskunst« (über Männer) und »Handwerk« (über Frauen) gehe ich sehr stark auf die unterschiedlichen weiblichen und männlichen Prinzipien ein. Ich halte das für sehr wichtig, denn ein weiblicher Körper funktioniert anders als ein männlicher. Wobei es nicht nur um klassische körperliche Unterschiede geht, sondern auch die Energien fließen anders. Ich erkläre es gern so: Die weibliche sexuelle Energie ist wie Wasser. Die männliche sexuelle Energie ist wie Feuer. Feuer macht man an und es ist sofort heiß. Man schaltet es aus und es ist sofort wieder kalt. Genauso funktioniert auch die Erregung beim Mann. Sie ist unmittelbar da, das geht sehr schnell. Doch wenn der Höhepunkt erreicht ist, dann ist das Feuer auch schnell wieder erloschen.

Die Energie der Frau ist gegensätzlich dazu. Ihre Energie vergleiche ich gern mit Wasser. Man stellt den Topf auf den Herd und es dauert lange, bis das Wasser zu kochen anfängt. Aber wenn es dann heiß ist, bleibt es das ziemlich lange und es braucht eine ganze Weile, bis es wieder abkühlt.

Beim gemeinsamen Sex ist das natürlich eine Herausforderung. Oft höre ich von meinen Kundinnen, dass er beim Sex kommt, während sie gerade erst richtig warmgelaufen ist und eigentlich Lust auf mehr hat. Das (männliche) Feuer würde also gut daran tun, sich auf das Tempo des Wassers einzulassen. Ein bisschen geduldig sein, bis das Wasser heiß ist, und dann kann ein gemeinsamer Tanz anfangen.

Frauen und Männer haben aber nicht nur unterschiedliche sexuelle Energien, auch wie sie angefasst werden wollen, ist aus meiner Erfahrung sehr unterschiedlich. Ich habe die beste Erfahrung gemacht, wenn ich Frauen nach dem Verlauf einer Spirale berühre. Das heißt: von außen nach innen. Bei meinen Tantramassagen fange ich bei den Händen und den Füßen an, gehe die Gliedmaßen nach oben und berühre erst am Ende irgendwann die Genitalien. Würde ich die Frau sofort intim anfassen, würde sie mit großer Wahrscheinlichkeit erschrecken und zusammenzucken. Alles würde sich verschließen, ihr Körper würde in die Kontraktion gehen – und sie ins Misstrauen. »Was macht die da?«, »Was will die von mir?«, stünde als Frage im Raum.

BEI DER GEMEINSAMEN SEXUALITÄT GEBEN WIR DEM ANDEREN GESCHLECHT OFT DAS, WAS WIR UNS SELBST WÜNSCHEN.

Bei Frauen ist es wichtig, zuerst Vertrauen aufzubauen, daher die Berührung an Armen, Beinen und Kopf. Frauen müssen sich fallenlassen, loslassen, damit die Erregung und die Lust sich langsam steigern kann. Je sicherer sie sich fühlen, desto mehr lassen sie los, desto mehr steigt die sexuelle Energie an. Für die meisten Männer ist es unvorstellbar, wie viel Wollust eine Frau entwickeln kann, wenn man ihren Rücken streichelt, ihre Innenschenkel oder Kniekehlen.

Warum sich die wenigsten Männer das vorstellen können? Weil ihre sexuelle Energie eben dem Feuer entspricht und auch ihre Berührungsvorlieben andere sind. Ich vergleiche sie gern mit einem Stein, den man ins Wasser wirft. Die Wellen gehen von innen nach außen – anders als bei der Frau. Das heißt, ich kann meine Hand in der Regel sofort auf die Genitalien legen. Die meisten Männer finden das sehr entspannend. Von dort aus kann ich mich nach außen vorarbeiten. Würde ich einen Mann so berühren wie eine Frau (von den Händen und Füßen nach innen), würde er in der Regel unruhig werden. »Wann werde ich endlich berührt?«, »Warum dauert das so lange?«, würde er sich fragen.

Plakativ ausgedrückt: Sie knabbert stundenlang an seinem Ohrläppchen rum und haucht in seine Halskuhle, während er ungeduldig und genervt wird. Andersherum geht er ihr sofort an die Nippel oder in die Hose, während sie zurückzuckt, weil es ihr viel zu schnell geht.

Mit dem Wissen um das weibliche und das männliche Prinzip können wir uns ganz anders begegnen. Sie kann ihn sofort intim berühren, ohne ihn gleich befriedigen zu müssen. Eine Hand auf den Genitalien reicht und er entspannt sich. Von da aus kann gestreichelt, geküsst, geforscht werden – immer zum Penis zurück und wieder nach außen. Während der Liebhaber nicht sofort auf ihren Intimbereich zielt, sondern erst küsst, streichelt und am Ohrläppchen knabbert, bis er sich langsam nach innen vorarbeitet.

Das eben Geschilderte gehört ebenfalls zum alten Wissen aus dem Tao und dem Tantra, das so vielen Menschen verloren gegangen ist. Ich freue mich, dass ich es an dich weitergeben durfte. Damit hast du nun auch die letzten Puzzleteile für eine erfüllte Intimität und Partnerschaft.

Ich wünsche dir von Herzen ganz viel »Deepening Love«.

NOCH EIN WORT ZUM SCHLUSS

Lass mich noch mal ganz kurz zusammenfassen, was es aus meiner Sicht braucht, damit »Deepening Love« funktioniert. Am Anfang steht die Beziehung zu dir selbst. Es geht darum, ein autarkes Ich zu werden, sodass du deine Grenzen spürst, deine Bedürfnisse wahrnimmst und sie aussprichst. Das ist der Anfang eines Prozess und du kannst ihn Schritt für Schritt in deinem Tempo gehen.

Im nächsten Schritt geht es darum, dass zwei Partner auf diesem Fundament ein gesundes Wir werden. Für mich sind hier die Superpowers Verletzlichkeit, Ehrlichkeit und Wertschätzung, aber auch eine ehrliche, offene Kommunikationskultur, die die hohe Kunst des Zuhörens kultiviert hat, wichtige Bausteine.

Auf diesem starken Fundament kann dann eine erfüllte Sexualität wachsen. Voraussetzung hierfür ist wahre Intimität, ein Ort der bedingungslosen Begegnung sowie dass beide Partner in ihre Eigenverantwortung gehen und sich ihre Themen ansehen.

Und zum Schluss geht es um das alte Wissen der Sexualität. Darum, dass der Mann oftmals die Energie des Feuers trägt und die Frau wie Wasser ist … und wie sie daraus sexuelle Erfüllung formen können. Darum, dass Männer und Frauen häufig unterschiedliche Berührungsbedürfnisse haben, damit sie sich sicher fühlen und der Pleasure hingeben können. Damit kommt der Fluss der Liebe zum Fließen.

Natürlich ist keiner dieser Schritte in Lichtgeschwindigkeit zu schaffen. Wie ich bereits in der Einleitung gesagt habe: Es braucht nur den jeweils nächsten Schritt. Zunächst ein erstes Ja dazu, eine Übung zu machen und wahrzunehmen, was das mit dir macht. Wenn du möchtest, kannst du dann reinfühlen, welche Übung es als Nächstes braucht. Darauf werden dann die nächsten Erkenntnisse, Verbesserungen und Schritte folgen. Geh in deinem Tempo, mach das, was geht, sei liebevoll und gütig zu dir und geh einfach weiter. Schritt für Schritt, Übung für Übung kommst du an dein Ziel »Deepening Love« und zu einer erfüllten Partnerschaft.

DANKSAGUNG

Aus tiefstem Herzen danke ich meinen Eltern und den Menschen, mit denen ich in unterschiedlichen Beziehungsformen leben durfte und leben darf. Ihr alle habt mir gezeigt und mich gelehrt, wie Beziehung »funktioniert« und auch »nicht funktioniert«. Dabei habe ich viel gelernt. Ein großer Dank auch an alle geliebten Menschen, Freund:innen und Wegweiser:innen, darunter Diana und Michael Richardson, Clare Soloway, Sheila Deutinger, Daniel Odier, Susanne Roursgaard, Tatjana Alexander, Alexandra Schwarz-Schilling, James Swank, Kira Kay und Rex. Auch meinen beiden Freundinnen Nynke und Aleksandra möchte ich danken, denn sie sind mir beide mit der Art und Weise, wie sie Partnerschaft leben, ein großes Vorbild. Mein größter Dank geht an meine drei Töchter und an das Leben selbst.

Ich danke außerdem meiner Agentin Boriana Rosenmüller, dass sie plötzlich in mein Leben kam und darauf bestand, dass ich ein Buch schreibe. Ohne sie wäre es nicht entstanden. Im Weiteren bedanke ich mich in Bezug auf die Entstehung des Buches bei Sabine Pauli, Claudia Bitz, dem Kösel Verlag und natürlich meiner wundervollen Kollegin, Freundin und Ghostwriterin Tina Molin, die mir immer wieder auf so wundervolle Art und Weise die Wörter aus der Nase herausgekitzelt hat, mich durch Prozesse gecoacht und mir immer und immer wieder Mut zugesprochen hat. Sie hat meine Wörter nicht nur schön verpackt und für Ordnung und Struktur gesorgt, durch sie durfte ich auch ganz viel lernen.

Auch mir selbst möchte ich danken. Dafür, dass ich meine Komfortzone verlassen habe und so mutig war zu springen. Ins Unbekannte. Und mich mit all meinen Ängsten und Sorgen konfrontiert habe.

DANKE!

LASS UNS IM KONTAKT BLEIBEN. WORK WITH ME

Du willst mehr über mich wissen? Dann besuche meine Homepages:

- ivasamina.com
- berlin-tantramassage.com
- ivasamina-hypnobirthing.com

Oder du besuchst mich

- auf Instagram: @ivasamina
- auf Facebook: IVA Samina – Unfold Your S.xuality

EINIGE MEINER KURSE

Handarbeit: Kompetent am Mann – die sinnliche Intimmassage. An diesem Abend im Kreis von Frauen bekommst du mehr Sicherheit im sexuellen Kontakt mit Männern. Am nicht-menschlichen Modell zeige ich dir die Handarbeit »am Mann«.

Handwerk: Alles im Griff – die weibliche Intimmassage. Erwecke das weiblich-erotische Potenzial deiner Frau, Partnerin oder Geliebten. Am nicht-menschlichen Modell lernst du an diesem Abend neue, lustvolle Berührungen für die weibliche Intimzone.

Handwerkskunst: Von Frau zu Frau. Ich biete den Handwerkskurs zu weiblicher Sexualität, Sinnlichkeit und intimer Berührung einer Frau inzwischen aufgrund der hohen Nachfrage auch speziell für Frauen an.

Deepening Love – tantrisches Ritual: Die Tantramassage bietet einen geschützten Rahmen, in dem der gesamte Körper berührt wird. Auch ermöglicht sie es durch langsame und achtsame Berührungen, unterschiedliche Körperempfindungen zu erleben und ihnen in Ruhe nachzuspüren. Die Magie der Berührung entsteht häufig durch Entspannung und Hingabe in den jetzigen Moment hinein. Nach Absprache kann die Massage auch eine intensive und vertiefende Yoni- oder Lingamberührung beinhalten.

Unfolding the womb wisdom: Ein Raum unter Frauen, um sich Stück für Stück ganz der eigenen ursprünglichen Weiblichkeit, der Körperlandschaft und den Gefühlen zuzuwenden. Gemeinsam erforschen wir das Zentrum unserer wahren Lust und Kraft: die Gebärmutter.

Reclaim your sexual power: In diesem Seminar fokussieren wir uns auf den weiblichen Körper und tauchen weiter in die Körperlichkeit und sexuelle Energie als Quelle unserer Kraft und Kreativität ab.

Out of the box: Eine Workshop-Trilogie über Möglichkeiten, Begegnungen, Intimität und Sexualität neu, kreativ und abseits vom Gewohnten und oft schon Wiederholten zu gestalten.

Online master class: More than a man. Vertiefend zum Buch Deepening Love gibt es nun auch einen Online-Workshop für Männer. Damit sie ihr volles Potenzial ausschöpfen und ihre wahre sexuelle Kraft entfalten können.

Hypnobirthing: Eine Gebärende kann tiefes Vertrauen in sich und das Gebären entwickeln, wenn sie versteht und akzeptiert, dass der weibliche Körper über eine tief verankerte Weisheit verfügt. Angst und Anspannung werden mithilfe der Hypnobirthingtechnik durch Entspannung, Vertrauen und Wohlbefinden ersetzt. Mehr Infos dazu findest du hier: ivasamina-hypnobirthing.com.

MEINE BUCHEMPFEHLUNGEN

Becker, Klaus Jürgen / Langhorst, Tomas: *Tantra-Massage. Gemeinsam sinnliche Kraftquellen entdecken*, Rossdorf 2011

Chapman, Gary: *Die 5 Sprachen der Liebe. Wie Kommunikation in der Partnerschaft gelingt*, Marburg 2019

Charles Amara: *The Sexual Practices of Quodoushka. Teachings from the Nagual Tradition*, Merrimac 2011

Chopich, Erika J. / Paul Margaret: *Aussöhnung mit dem inneren Kind*, Berlin 2009

Clemens, Ulrich: *Guter Sex trotz Liebe. Wege aus der verkehrsberuhigten Zone*, Berlin 2006

Criado-Perez, Caroline: *Unsichtbare Frauen. Wie eine von Daten beherrschte Welt die Hälfte der Bevölkerung ignoriert*, München 2020

Daedone, Nicole: *Slow Sex. The Art and Craft of the Female Orgasm*, New York 2012

Deida, David: *Erleuchteter Sex. Ekstase als spiritueller Weg*, München 2021

Levine, Amir / Heller, Rachel S. F.: *Warum wir uns immer in den Falschen verlieben. Beziehungstypen und ihre Bedeutung für unsere Partnerschaft*, München 2015

Long, Barry: *Sexuelle Liebe auf göttliche Weise*, Wedemark 2004

Martin, Betty: *The Art of Receiving and Giving. The Wheel of Consent*, Eugene, Oregon 2021

Maté, Gabor: *Wenn der Körper nein sagt: Wie chronischer Stress krank macht und was Sie dagegen tun können*, Kandern 2020

Molin, Tina: *Endlich wieder Lust auf Sex. Wie ich mit Mitte Vierzig mein Liebesleben neu entdeckte*, München 201

Odier, Daniel: *Tantra – Eintauchen in die absolute Liebe. Die authentische Geschichte über eine Einweihung im Himalaya durch eine wahrhafte tantrische Meisterin*, Grafing 2007

Rackelmann, Marc: *Make Love. Das Männerbuch*, Zürich 2017

Riedl Michaela: *Yoni Massage. Entdecke die Quellen weiblicher Liebeslust – sinnlich-energetisch-spirituell: Sinnlich spirituelle Wege zu den Quellen weiblicher Liebeslust*, Rossdorf 2006

Riedl Michaela / Becker Klaus Jürgen: *Lingam Massage, Entdecke die Quellen der männlichen Liebeslust*, Rossdorf 2008

Richardson, Diana und Michael: *Slow Sex. Zeit finden für die Liebe*, München 2011

Richardson, Diana *Zeit für Weiblichkeit. Der tantrische Orgasmus der Frau*, Köln 2012

Richardson, Diana *Zeit für Männlichkeit – Mehr Kompetenz in Sachsen Sex und Liebe zwischen Mann und Frau*, Köln 2011

Schwarz-Schilling, Alexandra: *Das Weibliche Prinzip – Seine Bedeutung für Frauen, für Männer und die Welt*, (Audio-CD) Schwarzach am Main 2015

Stahl, Stefanie: *Das Kind in mir muss Heimat finden. Der Schlüssel zur Lösung (fast) aller Probleme*, München 2015

Sztenc, Michael: *Klappt's? Vom Leistungssex zum Liebesspiel – ein Übungsbuch für Männer*, Stuttgart 2020

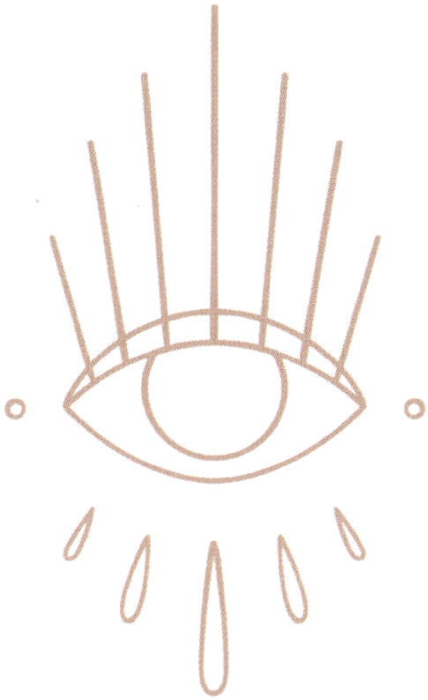

EMPFEHLUNG VON KOLLEGINNEN

Ich empfehle sehr gern diese beiden Kolleginnen als Ergänzung zu meinen Angeboten. Sie arbeiten sowohl mit Einzelpersonen als auch mit Paaren.

Sheila Deutinger arbeitet mit Gesprächstherapie und EMDR (einer ganz sanften Traumamethode) und begleitet mit ihrer langjährigen Erfahrung Paare auf ihrem Weg. Auch sie ist eine großartige Ergänzung zu meiner Arbeit.
awakeningevents.de

Aleksandra arbeitet als Body-Workerin auf einer sehr feinen, energetischen Ebene.
loving.guide.de

ANMERKUNGEN

1 Dschelaladdin Rumi: Von Allem und vom Einen. Neuausgabe des Klassikers. Aus dem Persischen von Annemarie Schimmel, München 2020, Seite 88.

2 Bei dieser Übung habe ich mich von einem Konzept inspirieren lassen, das ursprünglich von Michael Lukas Moeller und seiner Frau Celia Fatia entwickelt wurde. Wer sich dazu weiter informieren will, kann das auf https://www.zwie-gespraech.de/2.html (zuletzt abgerufen am 11. Januar 2022) tun.

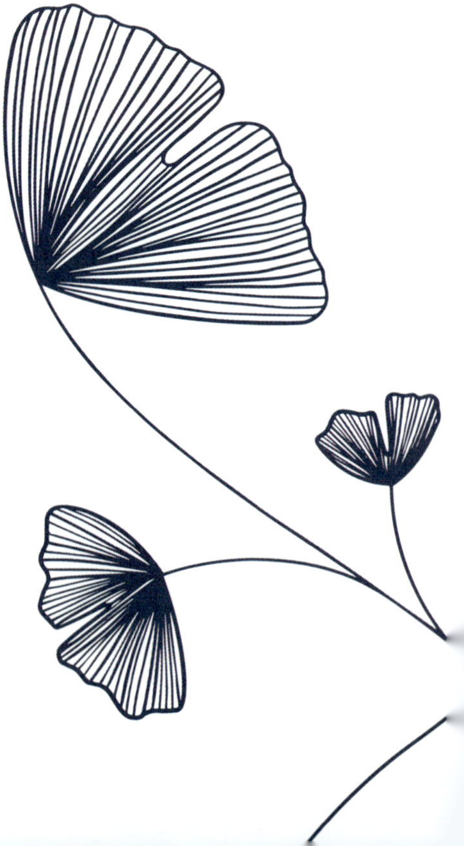

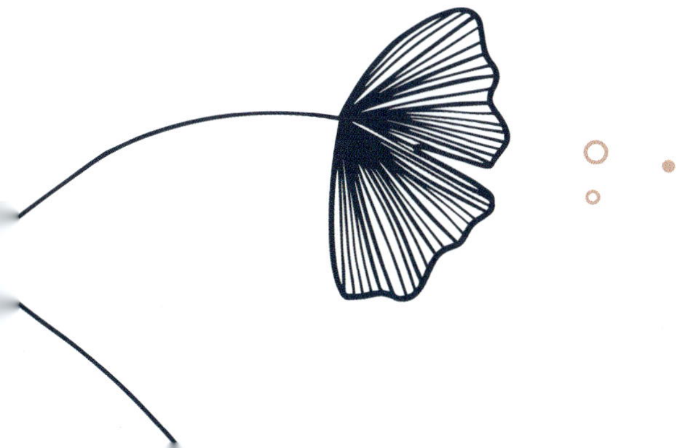

Sollte diese Publikation Links auf Webseiten Dritter enthalten,
so übernehmen wir für deren Inhalte keine Haftung,
da wir uns diese nicht zu eigen machen, sondern lediglich auf
deren Stand zum Zeitpunkt der Erstveröffentlichung verweisen.

Alle im Buch vorkommenden Personen wurden zur Wahrung
des Persönlichkeitsrechts verfremdet. Jede Ähnlichkeit mit
lebenden oder toten Personen ist rein zufällig und
in keiner Weise beabsichtigt.

MIX
Papier aus verantwortungsvollen Quellen
FSC® C021956
www.fsc.org

Klimaneutral
Druckprodukt
ClimatePartner.com/14044-1912-1001

Penguin Random House Verlagsgruppe FSC® N001967

Umschlag: zero-media.net, München
Umschlagmotiv und Innenillustration: © Sandra Staub design. illustration. print.
Redaktion: Diane Zilliges
Satz: Uhl + Massopust, Aalen
Druck und Bindung: Litotipografia Alcione s.r.l., Lavis
Printed in Italy
ISBN 978-3-466-34785-8
www.koesel.de

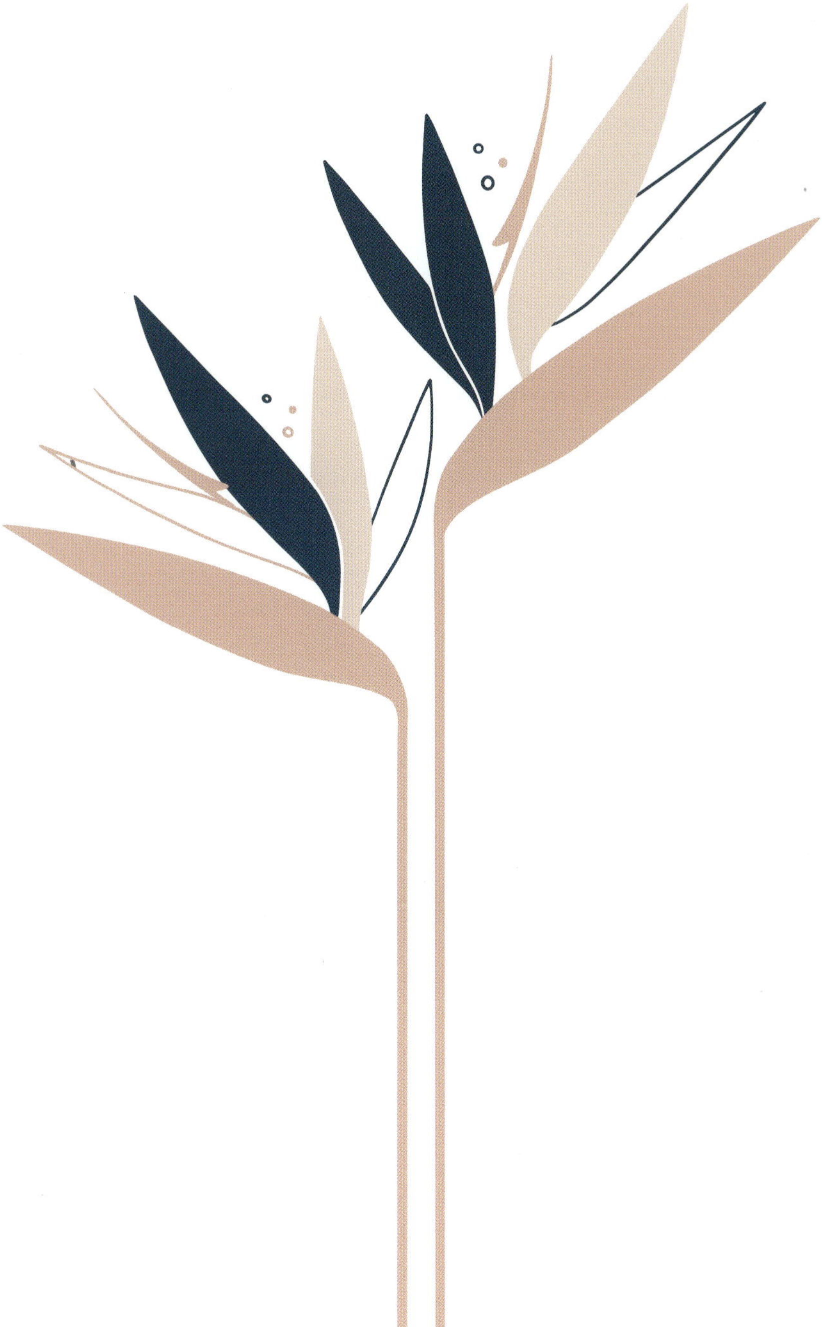